RECHERCHES

SUR

LA PHTHISIE PULMONAIRE

ET SUR

LE TRAITEMENT QUI LUI CONVIENT.

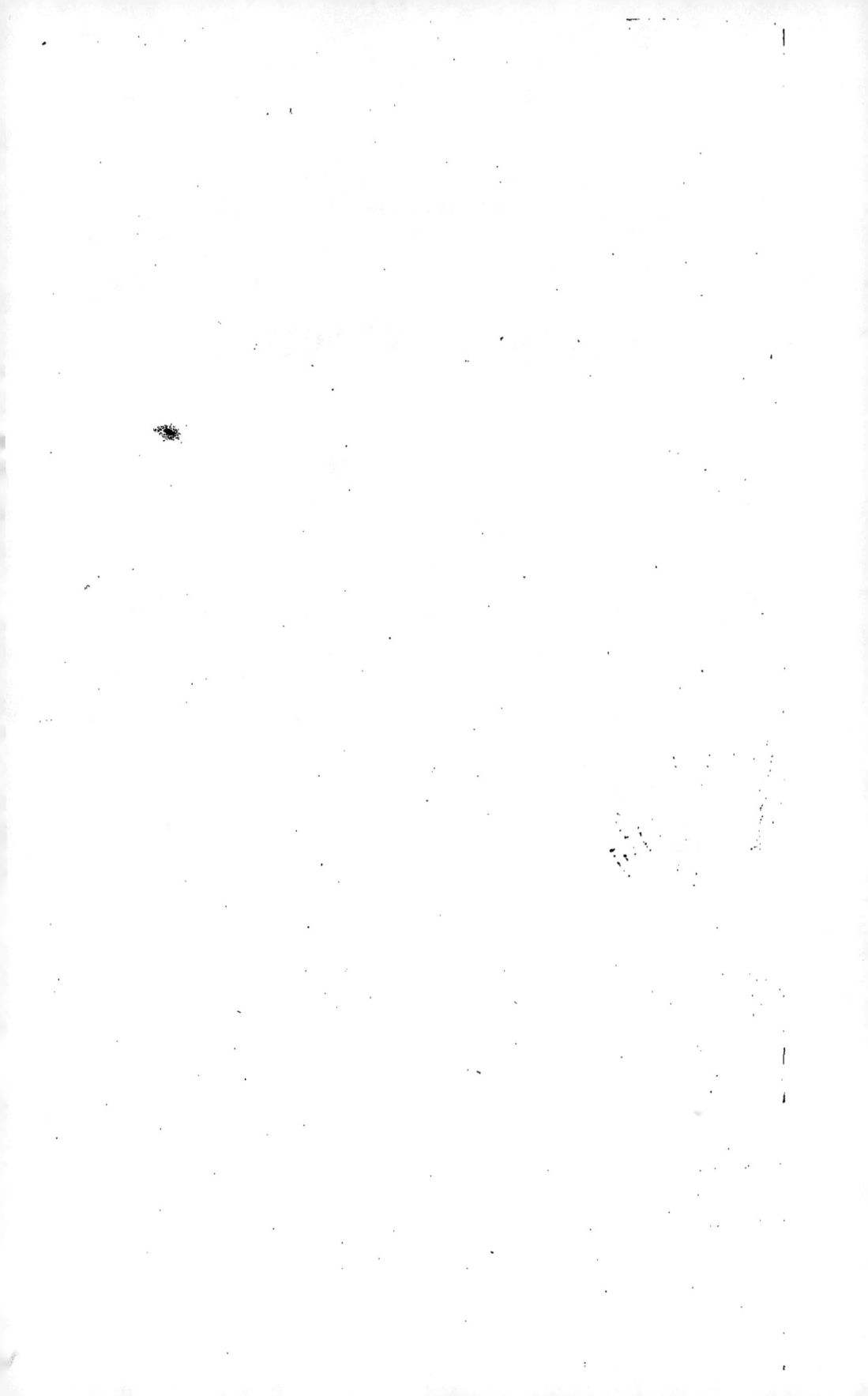

RECHERCHES

SUR

LA PHTHISIE PULMONAIRE

ET SUR

LE TRAITEMENT QUI LUI CONVIENT.

PAR

A. RONDARD,

DOCTEUR EN MÉDECINE A HYÈRES.

Mémoire lu à la Société de médecine et de chirurgie pratiques de Montpellier.

MONTPELLIER,

IMPRIMERIE DE VEUVE RICARD, PLACE D'ENCIVADE, N° 3.

—

1844.

AVANT-PROPOS.

—

On a beaucoup écrit sur la phthisie pulmonaire. A toutes les époques de l'histoire de la médecine, nous voyons des hommes de génie s'occuper de cette maladie, et faire tous leurs efforts pour arriver à un traitement efficace. Dans tous les pays, dans toutes les langues, des ouvrages justement célèbres nous attestent que la phthisie pulmonaire a préoccupé des esprits supérieurs. Aujourd'hui encore nous entendons re-

tentir, dans le monde médical, le nom
d'hommes honorables, et qui sont surtout connus par les études qu'ils ont
faites sur cette affection.

Je viens donc, moi inconnu, bien
éloigné de posséder le talent ou les connaissances de ces hommes illustres, je
viens écrire sur une maladie qui a été
l'objet de leurs recherches et de leurs
méditations profondes. Assurément ceci
doit paraître l'acte d'un homme rempli
de présomption ou de témérité. Cependant ce qui m'a surtout engagé à m'occuper de cette maladie d'une manière
toute spéciale, c'est précisément l'importance et le nombre des recherches
qui ont été tentées sur ce phénomène
pathologique. J'ai trouvé à ma disposition un grand nombre de faits et de
matériaux tout préparés, qui n'avaient
besoin que d'être réunis pour acquérir
une valeur bien autrement importante
que celle qu'ils avaient dans leur état
d'isolement. Chacun des auteurs qui a
traité ce sujet, l'a envisagé, en effet, à
un point de vue particulier, d'où il est
résulté une foule de faits divers, épar-

pillés çà et là dans les ouvrages qui remplissent nos bibliothèques publiques et particulières. Tous ces nombreux ouvrages, quelle que fût la célébrité de leur auteur, loin de me détourner de l'étude de cette maladie, ont donc été pour moi, au contraire, un motif qui m'a engagé à persévérer. Ce travail est certainement d'un ordre très-inférieur à celui des hommes qui créent tout par l'observation directe de la nature, et par l'appréciation rigoureuse des phénomènes qui s'y passent. Si mes recherches ne doivent pas obtenir la considération qui s'attache naturellement à celles qui s'exercent sur un sujet nouveau, j'ose espérer cependant qu'elles ne seront pas sans quelque utilité.

Je me suis proposé d'établir les fondements de la thérapeutique qui doit présider au traitement de la phthisie pulmonaire. Chose vraiment inconcevable, il n'y a pas de méthode thérapeutique contre une maladie qui a été l'objet de tant d'études, de tant d'observations ! Chacun de ceux qui ont étudié cette maladie, ayant été frappés, comme nous l'avons indiqué plus haut, par tel ou tel phénomène, n'ont vu qu'une partie de cette affection; d'où il est résulté autant de méthodes thérapeutiques qu'il y a eu d'observations, ce qui équivaut évidemment à n'en avoir aucune. Or, comme nos connaissances médicales n'ont aucune valeur réelle, si elles ne sont pas fécondées par des applications thérapeutiques, il en résulte que tous les ouvrages qui ont été publiés sur la phthisie pulmonaire, semblent enfouis dans nos bibliothèques, comme un témoignage d'impuissance. Cette pensée, tout naturellement suggérée par la nullité des résultats thérapeutiques qu'ont amenés ces travaux, heureusement n'est pas l'expression complète de la vérité. Une multitude d'observations et d'expériences utiles sont consignées dans ces ouvrages; c'est en les rapprochant, en les associant, qu'on peut en voir sortir des considérations d'une grande valeur. Si j'ai cherché dans les bibliothèques les renseignements qui devaient m'aider pour arriver à mon but, je n'ai pas négligé pour cela l'observation des faits offerts par la nature, et, selon la valeur que mon observation a pu leur donner, j'en ai tiré des conséquences qui m'ont beaucoup servi. Ces études, ces recherches, je dois l'avouer, ont tellement absorbé mon attention, que déjà, depuis long-temps, j'ai voué toute ma carrière médicale à la connaissance et au traitement de la phthisie pulmonaire. On pourra me reprocher, je le prévois, de n'avoir pas des vues assez générales, si je ne m'occupe que d'un fait pathologique; car, comme tout s'enchaîne dans une science, celui qui n'en possède qu'une partie ne peut pas être apte à faire des applications qui, pour être heureuses, doivent être le résultat de connaissances générales. Je pourrai répondre qu'en médecine, les connaissances générales, théoriques, sont ordinairement vagues et hypothétiques; par conséquent, les applications qui en découlent doivent être incertaines. Du reste, en étudiant une maladie d'une manière particulière, je ne renonce pas à l'étude des relations que ce phénomène patho-

logique peut avoir avec l'état de santé
ou de maladie, des autres parties de
notre individu. Peut-être même, l'appréciation plus rigoureuse de cette affection me sera-t-elle d'un grand secours
pour arriver à une connaissance plus
approfondie de beaucoup d'autres maladies. J'aurai aussi l'avantage, avantage dont j'ai déjà recueilli les effets,
d'édifier mes connaissances sur une base
stable, positive; car je pars d'un point
tout à-fait isolé, limité, en un mot, d'un
fait, la phthisie pulmonaire. De ce point
de pathologie, observé, envisagé sous
tous ses rapports, nul doute qu'on ne
puisse s'élever à des considérations
d'une grande généralité; et sûrement
une intelligence mieux organisée que
la mienne pourrait atteindre, ainsi, un
haut point de vue parallèle à ceux où
se placent, de prime-abord, quelques médecins à grande théorie, et qui souvent
sont embarrassés pour se maintenir dans
cette position, parce qu'ils ne voient
pas les liens qui unissent leurs théories
avec l'interprétation des phénomènes
qui se passent dans un degré bien in-

férieur. D'ailleurs, comment pourrait-il en être autrement, lorsque ces théories reposent sur des hypothèses de facultés, de principes mystérieux, inconnus à tous? Mais si l'observation d'un phénomène et de ses lois nous permet d'arriver plus sûrement à des théories rigoureuses et vraies, l'étude unique d'un phénomène pathologique nous permet en même temps de mieux connaître le sujet sur lequel s'exerce notre raison, abstraction faite de toute théorie et idée générale. Le secret d'être supérieur dans une partie, a dit Bichat, c'est d'être médiocre dans les autres. « Qui » sommes-nous, ajoute ce grand écrivain, pour oser poursuivre sur plusieurs points la perfection qui souvent » nous échappe sur un seul? » (BICHAT, *Recherches physiologiques sur la vie et la mort.*) Le champ de la médecine est si vaste, selon Scribonius Largus, que chacun peut y choisir sa part.

On aurait tort, ce me semble, d'accuser celui qui dirige particulièrement son attention sur un seul phénomène pathologique; on aurait tort de l'accuser de manquer aux conditions qui doivent constituer un bon praticien. C'est bien plutôt parce qu'ils n'ont pas voulu s'appuyer sur des faits bien simples, bien connus, que beaucoup de grands médecins apportent dans leur pratique une méthode dont l'efficacité est souvent contestée. Toutes les fois qu'on s'étaye sur des conceptions abstraites, des principes, des forces ou des lois complètement inconnues dans leur essence, il en résulte des conséquences différentes, selon l'idée qu'on se fait du principe ou de la force qu'on a admise; et les conséquences de ces principes, appliquées aux maladies, sont la source de beaucoup d'erreurs et de mécomptes dans la pratique médicale. Assurément si les médecins avaient toujours demeuré dans l'observation rigoureuse des faits; si les théories avaient été basées sur les lois de ces faits bien observés, on n'aurait pas vu, dans la science, ces systèmes si divers, opposés quelquefois, qui ont tour à tour et souvent simultanément agité, divisé le monde médical. De nos jours encore, ne voyons-nous pas des

médecins célèbres être d'opinion diver-
gente sur les principes de la science?
Quoi, vous appelez la médecine une
science, et les principes sur lesquels elle
repose ont différé à chaque époque de
son histoire, et diffèrent encore aujour-
d'hui parmi vous! Voilà pourtant des
reproches qui nous sont adressés chaque jour, et malheureusement ces reproches paraissent autorisés par la diversité des principes qui règnent dans
nos Écoles. Tout médecin doit déplorer
cette désunion, d'où réjaillit sur la médecine une grande déconsidération.

Que de résultats avantageux ne devrait-on pas attendre, si tous les médecins, s'appuyant sur des règles invariables, marchaient constamment dans une
même voie, s'éclairant de leurs observations mutuelles? Il n'en est point ainsi:
nous sortons souvent de nos Écoles sans
y avoir puisé ces règles claires et précises
qui devraient nous guider dans toute
notre pratique médicale; ou bien, si
nous sortons avec quelques principes
généraux, ce sont, dans la plupart des
cas, des règles si vagues et sujettes à

des interprétations si diverses, que tout praticien est alors obligé de chercher en lui-même ces principes qui doivent le guider dans les actes divers de sa pratique.

Ces considérations, qui paraissent en dehors de mon sujet, s'y rattachent cependant d'une manière intime. C'est, en effet, dans l'étude d'un phénomène pathologique isolé que j'ai pu trouver cette théorie médicale qui me manquait. Il serait à souhaiter que chaque médecin cherchât dans les faits la règle de sa conduite : alors on ne verrait pas parmi nous cette grande diversité d'opinions ; alors la médecine reposerait sur des bases stables ; partout elle serait la même, formant un corps de doctrine compacte, se plaçant honorablement parmi les autres sciences physiques, qui toutes sont expérimentales, puisque toutes reposent sur des faits. On verra tout à l'heure comment l'étude de la phthisie pulmonaire m'a conduit à une règle de pratique individuelle.

Si l'étude d'un point très-circonscrit de la médecine peut nous conduire à

des lois d'une grande généralité, que de
difficultés ne doit pas présenter cette
étude elle-même? que de temps, que
d'attention ne faut-il pas pour saisir
toutes les faces d'un phénomène morbide, soit qu'on l'étudie dans ses rapports, dans sa cause, dans ses effets ou
dans sa nature même? C'est en réflé-
chissant sur le simple phénomène de la
chute d'une pomme, que Newton fut
conduit à établir les lois qui président au
mouvement des astres. Bernardin-de-St-
Pierre, ce savant doué d'une sensibilité
si exquise, en faisant la description d'un
petit fraisier placé sur sa fenêtre, trouva
que la vie d'un homme ne suffirait pas
pour faire l'étude complète de cette
plante. Pour moi, je suis très-convaincu
qu'une goutte d'eau donnée pour sujet
d'étude à un savant, pourrait occuper
toute son existence. Que de temps ne lui
faudrait-il pas pour étudier sa forme et
les lois qui la déterminent, le rôle qu'elle
est appelée à jouer, ses rapports avec les
autres objets, l'influence qu'elle exerce
sur certains, celle qu'elle en reçoit, sa
composition, ses éléments primitifs, la

nature de ces éléments, leur proportion, les lois qui les associent? Puis, s'il vient à s'aider du microscope, il lui faudra étudier les êtres innombrables qui vivent dans cette goutte d'eau, leurs mœurs, leurs habitudes, leur organisation, leur différence, les proies dont ils se nour- rissent, les molécules de cette goutte d'eau, la distance qui les sépare, les fluides qui circulent autour, leur for- mant comme de petits atmosphères ; peut-être ce savant trouverait-il dans les lois qui régissent une goutte d'eau, une analogie qui le conduirait à l'expli- cation de notre univers et des créatures qui l'habitent. Il aurait trouvé un nou- veau monde tout entier pour ses recher- ches : il pourrait donc passer sa vie à l'étude d'une simple goutte d'eau , et probablement encore qu'avant de la connaître parfaitement, il finirait par s'y noyer. Ce ne sont donc pas les ob- jets de nos études qui sont petits, mais bien les facultés et les moyens que nous apportons pour les connaître.

J'aurais plutôt à me disculper d'avoir ambitieusement pris, pour objet de mes réflexions, un sujet aussi vaste que la phthisie pulmonaire. Mais les ravages de cette cruelle maladie font à chaque médecin un devoir de s'en occuper d'une manière toute spéciale, quel que soit d'ailleurs le degré d'utilité que puissent apporter à la thérapeutique les efforts de chacun. C'est servir la science et les intérêts des hommes que de chercher à faire cesser un fléau qui fait plus de victimes que le choléra, la fièvre jaune et la peste.

Pour arriver au but principal que je me suis proposé dans ce travail, qui consiste à établir la thérapeutique de cette affection, je procéderai de deux manières : j'établirai d'abord une méthode thérapeutique basée sur l'observation des phénomènes inhérents à la maladie elle-même, et sur quelques considérations physiologiques.

J'étudierai ensuite des circonstances et des faits plus en dehors de la maladie; mais ces circonstances venant, dans certains cas, modifier l'organisme dans un sens ou dans l'autre, me permettront d'établir les bases d'une thérapeutique expérimentale.

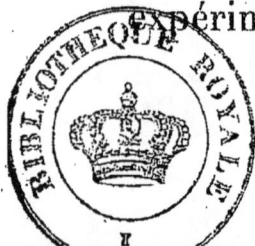

Si ma manière de procéder a été logique, rigoureuse, l'un et l'autre de ces deux ordres de faits devront me conduire à une même méthode de traitement. Si, de plus, une appréciation exacte des phénomènes a toujours présidé à mes inductions, il faudra bien en conclure que la méthode proposée est la méthode qui convient à cette maladie. Cependant, c'est avec le sentiment de la faiblesse de nos moyens investigateurs, que nous proposons notre travail à des juges plus éclairés que nous sur tous les points qui se rapportent à la science médicale. Puissent nos efforts leur paraître dignes de fixer sérieusement, sur ce point de thérapeutique, l'attention des praticiens !

RECHERCHES

SUR

LA PHTHISIE PULMONAIRE

ET SUR

LE TRAITEMENT QUI LUI CONVIENT.

———

Qu'est-ce que la phthisie pulmonaire? Telle est la première question qui se présente naturellement à notre examen. Avant d'entrer dans la discussion d'un sujet quelconque, il est convenable de bien définir les termes qui expriment ce sujet; on évite par ce moyen une foule d'objections et de controverses, qui proviennent ordinairement du sens que chacun attache à certains mots. S'il est utile qu'un sens bien déterminé soit attaché aux termes, c'est surtout à ceux qui expriment l'idée d'un phénomène sur lequel sont basées des recherches importantes.

Quand on cherche la définition de la phthisie pulmonaire dans les auteurs qui ont fait des traités spéciaux sur cette matière, on voit que chacun d'eux en a donné une définition différente. Il y a à peu près autant de définitions que de médecins qui ont écrit sur cette maladie. Il devait en être ainsi, car chacun a envisagé cette maladie à un point de vue particulier. On peut même assurer que nous ne pourrons jamais donner une définition exacte, précise, d'un phénomène pathologique quelconque, parce que, dans toute maladie, il y a un côté qui nous échappe : c'est l'idée exacte, positive, de la maladie elle-même. Si nous savions ce qu'est la maladie, nous saurions ce qu'est la santé, ce qu'est la vie, ce qu'est la mort. Malgré tous les efforts qu'on a faits pour définir ces mots, je ne connais pas une définition qui donne une idée plus claire des objets qu'ils expriment, que le mot lui-même. Il en est de ce terme *maladie*, comme des axiomes de mathématiques qu'on ne peut démontrer, qu'à la condition de rendre plus obscure la chose démontrée. Tout ce que nous pouvons faire en pathologie, c'est de caractériser les phénomènes morbides par des traits qui leur sont propres ; mais nous ne pourrons jamais définir, limiter, circonscrire rigoureusement ces états morbides, parce qu'ils ont des points de contact qui les unissent, les soumettent aux lois inconnues en vertu desquelles la maladie est produite. Deux causes donc sont la source des différences qu'on observe dans les définitions de nos maladies. D'abord, la nature des phénomènes qui fixent plus particulièrement l'attention, et la nature de la maladie elle-même. Je pourrais citer pour exemple à l'appui de ce que j'avance, toutes les définitions que l'on a données de la maladie, et celles non moins nombreuses de la phthisie pulmonaire : quelques-unes me suffiront.

Suivant Hippocrate, il y a maladie quand le juste mélange des humeurs et des qualités qui existent dans le corps est troublé, et quand l'une de ces qualités ou humeurs s'isole et devient prédominante. Les méthodiques supposaient trois états, auxquels ils attribuaient toute maladie : un état de relâchement, un état de resserrement, un état mixte. Galien faisait consister la santé dans la crâse, ou le juste mélange des humeurs cardinales, c'est-à-dire le sang, le phlegme, la bile jaune et la bile noire. Les altérations de ces humeurs en quantité ou en qualité produisaient la maladie. Fernel attribue les maladies aux solides, et les symptômes aux fonctions.

Paracelse fit dépendre la maladie d'un principe chimique, le soufre, le sel et le mercure, principes dirigés par une force qu'il nommait archée. Suivant Sylvius, l'union exacte de l'alcali et de l'acide constitue la santé, le dérangement établit la maladie. Frédéric Hoffmann admet un système mécanico-vital, système soumis à une puissance qui meut ou qui empêche; la maladie résulte de trop grands mouvements, ou de trop grands empêchements produits par cette puissance. Brown admet dans les corps une propriété particulière qui les rend susceptibles d'être affectés par les choses externes, et par des actions internes. Cette propriété, c'est l'incitabilité; l'effet de l'incitabilité, c'est l'incitation. Cette incitation a un degré au-delà ou en deçà duquel il y a maladie. Sthall pense que la maladie est le résultat des efforts que fait l'âme pour rétablir l'équilibre des fonctions, ou expulser les substances nuisibles. Broussais suppose que toute maladie provient de l'irritation à des degrés divers (1), etc.

Les définitions qu'on a données de la phthisie pulmonaire sont établies, ou sur la cause de la maladie, ou sur ses symptômes, ou sur sa nature intime vraie ou présumée. Ainsi, Richard Morton

---

(1) Nous puisons ces renseignements dans un travail philosophique publié par M. Littré.

nous dit : *est totius massœ sanguineœ prava dispositio.*
Bayle définit la phthisie : toute lésion du poumon
qui, livrée à elle-même, produit une désorganisation de ce viscère, à la suite de laquelle survien-
nent son ulcération et enfin la mort. Galien nous
dit que la maladie appelée par les Grecs φθοην, était
la phthisie, venant, suivant Hippocrate, à la suite
d'ulcères du poumon et du dépérissement du corps
joint à une petite fièvre. Arétée pense qu'il y a
phthisie lorsque la toux et l'expectoration purulente ont été précédées d'un abcès développé dans
les poumons, par suite de cause externe, ou par
un crachement de sang. Galien : la phthisie consiste
en une ulcération du poumon, ou du thorax, ou
de la gorge, ulcération accompagnée d'une petite
toux, d'une fièvre faible, et de l'amaigrissement
du corps. Aetius appelle phthisie une ulcération
du poumon qui succède à un crachement de sang,
quelquefois à la pleurésie, à la péripneumonie.
D'après d'autres, la phthisie est la consomption du
corps et de toute l'humidité naturelle qui suit
l'ulcération du poumon. Willis : dépérissement
général causé par la conformation des poumons.
Laënnec : l'existence des tubercules dans les poumons est la cause et constitue le caractère propre
de la phthisie pulmonaire. Raulin : la phthisie pulmonaire est un amaigrissement général de tout le
corps, avec fièvre lente, provenant de ruptures

ou d'érosions des poumons, d'ulcères, et le plus
souvent d'une humeur purulente qui, en corrodant
insensiblement la substance de ce viscère, fait dé-
générer la masse des liquides, la pervertit, détruit
le système des solides, et forme des uns et des
autres une source meurtrière de souffrances et de
langueurs.

Busch : l'inflammation sourde et chronique du
poumon, prélude ordinaire de l'ulcération qui
s'établit dans ce viscère, constitue le premier degré
de la phthisie pulmonaire. Nous pourrions énumérer un bien plus grand nombre de définitions,
mais il n'en résulterait pour nous aucune lumière
pour arriver à la connaissance plus intime de la
maladie.

Doit-on admettre plusieurs espèces de phthisies ?

Toutes les fois qu'un symptôme est commun à
des maladies différentes, il est évident que si on
se sert de ce symptôme pour caractériser une de
ces maladies, on confondra, on mêlera l'idée de
ces maladies diverses, qui ont pour caractère
principal un même symptôme. C'est ce qui est
arrivé pour la phthisie pulmonaire. Ainsi les auteurs, frappés de l'amaigrissement qui se manifes-
tait dans une maladie du foie, des reins, de la
colonne vertébrale, ont appelé ces maladies des
phthisies hépatiques, rénales, dorsales, etc.

Ayant égard à la cause, ils ont admis presque

autant de phthisies qu'ils ont reconnu de causes.
D'autres ont diversifié les espèces de phthisies
d'après la nature de la maladie ou d'après ses symptômes. Sauvages a admis 20 espèces de phthisies ;
Morton 15 ; Dumas 7 ; Raulin 24. Bonnafox de
Mallet divise la phthisie en trois genres, et chacun des genres en plusieurs espèces ; il décrit 20
espèces de phthisies pour chacune desquelles il
établit un traitement différent. Brieude ne recon-
naît que 7 espèces de phthisies.

Je ne mentionnerai pas ici tous les noms donnés par les auteurs à ces diverses espèces de phthisies. On a admis des phthisies hydatigénées, scor-
butiques, calculeuses, syphilitiques, nerveuses,
arthritiques, puerpérales, pléthoriques, catar-
rhales, asthmatiques, pleurétiques, dorsales, rénales, hépatiques, etc., etc.

En général, toutes ces divisions ont été établies
plus particulièrement d'après l'idée qu'on se faisait
de la cause de la maladie. Cette manière d'envisager la phthisie pulmonaire est diffuse et peu
méthodique. Quel est, en effet, le but qu'on s'est
proposé dans ces diverses subdivisions de la maladie qui nous occupe? On a voulu faire correspondre à chaque espèce de phthisie un traitement
qui lui fût approprié, et bientôt la pharmacopée
tout entière n'a plus suffi pour fournir des médicaments à cette affection. Voilà donc une des

causes qui a introduit, dans la thérapeutique de cette maladie, tant de méthodes et de médications hasardées. Quant à nous, à l'exemple de Louis, Andral et Roche, nous n'admettons qu'une espèce de phthisie pulmonaire, quelles que soient d'ailleurs les causes qui lui aient donné naissance. Peut-être aussi serait-il utile de changer cette dénomination de phthisie, car ce mot, qui vient du grec φθίω, qui signifie sécher, a un sens beaucoup trop étendu. Il est très-propre, il est vrai, pour caractériser le symptôme d'une multitude de maladies, symptôme qui se traduit par le dessèchement, mais il devient impropre s'il sert à dénommer et à caractériser une maladie par un symptôme commun à beaucoup d'autres. Appeler phthisie pulmonaire la maladie qui nous occupe, est également une mauvaise dénomination, parce qu'on suppose, par cette seule dénomination, qu'il existe des phthisies qui ne sont pas pulmonaires.

Nous voilà donc, dès le commencement de nos études, en face d'un embarras extrême, puisque nous n'avons pas pu définir le phénomène morbide sur lequel nous appelons l'attention. Nous avons indiqué les principales causes qui s'opposent à une définition rigoureuse. Mais, si nous ne pouvons pas définir cette maladie d'une manière exacte, nous pouvons du moins la décrire. Ce sera, si l'on veut, une définition descriptive, mais non

pas une définition dans le sens accoutumé du mot.
En traçant le tableau de la phthisie, nous aurons
l'avantage de présenter, sous un coup d'œil général,
la maladie et les phénomènes qui s'y rattachent.
Ce sera à nous ensuite à chercher, dans l'explication de ce tableau, des connaissances qui puissent
nous aider à atteindre le but que nous nous sommes proposé.

Je comparerais volontiers le tableau de la phthisie
pulmonaire, tel qu'il a été tracé par de grands
écrivains, par Hippocrate, et surtout par Arétée,
à ces monuments de la mort qui sont debout au
milieu des sables de l'Égypte, et qui sont toujours
muets pour nous, malgré les signes et les hiéroglyphes dont ils sont revêtus. C'est en vain que le
voyageur s'arrête devant ces œuvres d'une civili-
sation éteinte, il ne peut parvenir à interpréter les
faits et les enseignements que contiennent sans doute
les divers caractères tracés sur les parois de ces
constructions. Espérons, pourtant, que les différents signes et symptômes indiqués depuis si long-
temps dans le tableau de la phthisie pulmonaire (cet
autre monument de la mort), et, jusqu'à ce jour,
tout aussi muets pour nous que les hiéroglyphes
qui décorent les œuvres de l'ancienne Égypte, fini-
ront par livrer à la persévérance de nos efforts le
secret de leur interprétation rigoureuse !

TABLEAU SYMPTOMATIQUE DE LA PHTHISIE PULMONAIRE.

L'enfant qui est né avec une conformation telle, que la moindre cause extérieure venant à agir, il en résulte pour lui le rudiment, le germe ou plutôt le commencement de la phthisie pulmonaire, présente ordinairement une certaine gentillesse d'esprit. Sa mobilité est extrême, à chaque instant il éprouve le besoin de changer de place.

Au moral comme au physique, son développement est prématuré; sa taille est élancée, ses épaules se dirigent en devant. La poitrine est en forme de carène, la peau d'un blanc mat. Les mamelles sont peu apparentes, les muscles grêles, faibles; la crue est rapide. Souvent la colonne vertébrale se dévie, les liquides sont plus abondants. Le palais est profondément excavé; les gencives sont pâles, les dents blanches et irrégulières. Quelquefois les lèvres sont pâles et bouffies, les glandes du cou engorgées. Les cheveux sont ordinairement blonds, les yeux bleus. Parfois la figure de l'enfant prend un air soucieux, son front si jeune est sillonné de rides pendant quelques instants, son regard devient immobile. Un observateur superficiel pourrait croire que cette jeune tête est affligée par de tristes réflexions. Cette vue est pénible, parce qu'on sent que cette manière d'être de l'enfant est l'effet d'un état maladif. Cependant cet aspect de la physionomie dure peu, le petit malade se livre bientôt à la gaîté ou à des accès de colère.

Quand l'enfant avance en âge, la mobilité qui caractérisait ses premières années disparaît peu à peu pour faire place à une autre manière d'être souvent opposée. On remarque plutôt, chez l'adolescent, l'indolence, la haine du travail, la mélancolie. Les pensées des phthisiques adolescents revêtent presque toujours une teinte de tristesse. Ils font beaucoup de projets dans le calme de la réflexion, se livrent à de nombreuses entreprises, mais rarement ils persévèrent jusqu'au bout. Le vague sentiment de la faiblesse de leur constitution semble les avertir qu'ils sont impuissants pour accomplir tout projet qui demande du temps et de la patience. Presque tous ont le goût des voyages. Peut-être croient-ils, en quittant leur demeure accoutumée, éviter cet obscur sentiment de malaise qui les obsède sans cesse. Leur intelligence est habituellement bien développée. Leurs joues, dans bien des cas, sont colorées d'un rouge vif, purpurin mais par vergetures et comme par stries. Les poils sont rares chez les phthisiques des deux sexes. La poitrine conserve ordinairement cette forme de carène qu'elle avait dans l'enfance.

Chez les jeunes phthisiques, les amitiés et les

passions affectueuses sont profondes. Tous sont enclins à l'amour de bonne heure ; presque tous se livrent dès l'enfance à l'onanisme. Ils portent sur la figure un certain cachet de faiblesse et de fatalité qui les rend intéressants ; aussi il arrive que l'œil du vulgaire, si peu exercé qu'il soit, prononce, à la vue de telle ou telle personne, un pronostic que le temps vient trop souvent confirmer. C'est qu'en effet, la figure des phthisiques a quelque chose qui la distingue de celle des autres hommes. La teinte, la conformation, la maigreur du visage, sont, certes, des signes de beaucoup de valeur, mais il y a aussi, dans le regard, une expression de tristesse, de mélancolie et de souffrance, qui nous avertit qu'un mal profond s'est établi au foyer de la vie. Un chagrin instantané, une douleur passagère, ne donnent point une physionomie semblable à celui qui jouit d'une bonne santé. Il est facile de distinguer l'expression de tristesse qui provient d'une affection morale, de celle qui résulte d'une perturbation apportée aux fonctions de nos organes.

J'insiste sur ce caractère de la physionomie des phthisiques. Quelque emporté, quelque fougueux que soit, en effet, un phthisique (et ce cas est rare), il survient toujours, après les excès en tout genre, des moments d'abattement qui se traduisent d'une manière différente chez d'autres personnes placées dans les mêmes conditions. Chez ces derniers, quel que soit l'affaissement ou la fatigue des traits de leur visage, on distingue toujours une expression de force, de vie et de santé, qu'on ne rencontre point chez le phthisique.

J'avoue que pour établir un jugement assuré, un seul ou quelques-uns des signes que je viens d'indiquer doivent paraître un peu vagues. Cependant, si l'individu chez qui l'on soupçonne la phthisie présente tous les caractères mentionnés, si, de plus, il est né de parents phthisiques, on peut affirmer qu'il est phthisique aussi.

PHTHISIE CONFIRMÉE.

Cette époque de la phthisie se présente avec un cortége de symptômes beaucoup plus graves que ceux que nous venons d'énumérer. A tout âge de la vie, il survient chez le phthisique, et le plus ordinairement sans cause connue, une toux petite et sèche, plus ou moins opiniâtre, se reproduisant par quintes la nuit. Le matin, elle s'accompagne de crachats spumeux parsemés de grumeaux analogues au riz bouilli ; ces grumeaux sont entremêlés de points noirs ou de stries sanguinolentes. Dans la plupart des cas, il survient des hémoptysies ; le malade est oppressé, inquiet ; il ressent des douleurs passagères dans diverses parties de la poitrine. Quelquefois ces douleurs sont fixes, principalement entre les deux épaules. La poitrine, percutée en certaines régions, rend un son mat ; si on ausculte dans les mêmes points, on n'entend pas le murmure respiratoire. La respiration est laborieuse ; les moindres efforts suffisent pour es-souffler le malade. Il peut à peine monter un ou deux étages ; il est hors d'haleine. Alors les émotions morales peuvent avoir sur lui les plus fâcheuses influences. Les moindres contrariétés suffisent pour susciter chez un phthisique, parvenu à cet état, les impatiences et mêmes les colères les plus vives. On en a vu être victimes de leurs emportements : ils périssaient suffoqués au milieu des convulsions, ou bien il se déclarait chez eux des hémoptysies promptement mortelles.

Quand la mort ne vient point interrompre la marche accoutumée de la maladie, la maigreur s'empare peu à peu de toutes les parties du corps. Les formes, auparavant plus arrondies, deviennent anguleuses. Après un temps plus ou moins long, il survient quelques accès de fièvre avec un senti-ment douloureux dans les articulations, des bâille-ments fréquents, de la chaleur à la paume des mains, à la plante des pieds, à la gorge. Chez les femmes, les menstrues se suppriment ; le sang coule d'abord en petite quantité ; il est séreux et blafard. On remarque parfois, chez les hommes, l'excitation des organes génitaux. Le sang des phthisiques est couenneux et très-pauvre en globules sanguins ; les urines sont claires ; l'appétit est inégal, capricieux. A peine un phthisique a-t-il goûté le mets qui était l'objet d'un vif désir, qu'il l'abandonne aussitôt. Le malade est souvent tourmenté par une soif dévorante. La fièvre ne tarde pas à prendre le type continu, avec exacerbation après midi et le soir. La poitrine, le cou, la partie supérieure du tronc, se couvrent le matin d'une sueur visqueuse. Les forces s'en vont ; la toux devient plus fréquente. Les crachats, plus abondants, sont jaunes, verdâtres et comme pelotonnés. Le malade est enroué ; il ressent de la douleur au larynx. La toux et la fièvre diminuent ordinairement le matin, mais les symptômes qui abandonnent quelque temps le malade ne tardent pas à reparaître et s'aggravent progressivement. Le malade rend, dans certains cas, une grande quantité de pus entremêlé de grumeaux opaques et blanchâtres ; il éprouve du soulagement ; il a alors le pressentiment d'une guérison prochaine : tout l'abuse dans cette fatale maladie dont la marche est insidieuse et perfide. La toux, la fièvre, la douleur, les crachements de sang, les sueurs, ont, en effet, des rémissions fréquentes. Aussi le malade parle encore, avec une sécurité qui étonne, de l'accomplissement des desseins qu'il formait avant que sa maladie fût confirmée. Cet aveuglement sur sa position accompagne le malade jusqu'à la tombe. C'est alors que tout l'abandonne, qu'il semble faire tous ses efforts pour se rattacher à tout ce qui est autour de lui. Quelques heures avant sa mort, il parle encore de ses désirs et de ses craintes, de ses espérances, de ses projets. C'est même, il faut le reconnaître, un bienfait de cette triste maladie, qui, en enveloppant d'un voile la raison et l'intelligence du malheureux phthisique, lui dérobe ainsi l'aspect de la mort et les pénibles réflexions qu'elle suscite. Les symptômes les plus graves s'arrêtent un instant, mais c'est pour reparaître bientôt avec plus de force et d'intensité. Des bouffées de chaleur montent subitement au visage. Une rougeur vive, circonscrite, colore les joues et les lèvres ; les alternatives de la fièvre deviennent moins marquées ; la toux est caverneuse ; les moindres efforts suffisent pour expectorer en abondance une matière jaunâtre, purulente, qui s'aplatit dans le crachoir. Des stries sanguines ayant une apparence vermiculaire, sont quelquefois rejetées au dehors, en laissant dans l'arrière-bouche une sensation nauséabonde.

Si on applique le stéthoscope sur la poitrine du malade, c'est alors qu'on peut diagnostiquer l'état des poumons. Quand des cavernes sont formées, on peut distinguer, selon leur état de plénitude ou de vacuité, selon qu'elles communiquent avec les plèvres, tantôt le tintement métallique, la respiration caverneuse, le gargouillement, la pectoriloquie, le bruit amphorique.

Les sueurs deviennent plus copieuses ; le malade répand souvent autour de lui une odeur fade, nauséeuse, analogue aux matières animales soumises à la macération. Pendant toute la durée de la fièvre, le pouls est fréquent, mais son intensité diminue comme les forces du malade. Le soir, on remarque parfois quelques saignements de nez, mais il ne s'échappe que quelques gouttes rares et séreuses.

Tout le corps ne tarde pas à porter l'empreinte du ravage et de la destruction. Les muscles et le tissu cellulaire semblent s'anéantir. Les articulations des membres et des doigts paraissent grossir par l'effet de ce dépérissement. La peau qui entoure les ongles se plisse dans le sens de la longueur. Les ongles, plus friables, deviennent crochus. Les épines des vertèbres et de l'os des îles sont saillantes. Les côtes font relief autour du thorax, et paraissent tendre la peau qui s'enfonce dans les interstices. Les omoplates abandonnent le dos et se dirigent en arrière en forme d'ailes. Les yeux, enfoncés, brillent faiblement dans un orbite vide. Le nez devient pointu ; les tempes se dépriment ; les pommettes font saillie. Les lèvres, pâles, amincies, sont serrées contre les dents; les joues sont enfoncées; la partie antérieure de chaque mâchoire semble s'allonger en avant. Des écailles d'épiderme se détachent du visage devenu pâle et terreux. La peau qui couvre le menton, le nez, les pommettes, le front, est sèche et tendue sur ces différentes régions. Toutes les forces tombent peu à peu dans l'anéantissement. Les facultés morales intellectuelles ont subi depuis long-temps l'influence de la dégradation physique. La mémoire, les sentiments affectueux s'éteignent. Toutes les idées du malade roulent sur ses besoins du moment. Il est devenu exigeant, acariâtre, irritable. La bonne humeur ou la tristesse de ceux qui l'entourent le contrarient également; il n'est point de dévouement, si absolu qu'il soit, qui puisse être à l'abri de ses reproches ou de ses plaintes.

La toux, que nous avons vue être un des premiers symptômes de la maladie confirmée, n'abandonne pas le malade. Sentinelle obstinée, elle ne le quitte ni le jour ni la nuit. A chaque instant elle interrompt son sommeil, ou plutôt elle ne lui accorde ni trêve ni repos. Cette toux déchirante, caverneuse, retentit à des intervalles rapprochés au milieu du silence de la nuit. Quelle mauvaise toux, disent à voix basse les personnes qui veillent le malade! c'est qu'en effet, ce son de voix a quel-

que chose de plaintif, de lugubre, qui fait mal
à entendre. Aucun son dans la nature ne peut
donner l'idée de ce qu'a de déchirant cet éclat de
voix sortant de la poitrine du malade, et d'un
caractère tel, qu'il nous avertit que l'individu est
menacé d'une destruction prochaine. Le matin, le
malade, faible, languissant, ne pouvant pas se soutenir, demande quelquefois à quitter sa couche, où
depuis si long-temps il n'a trouvé ni un sommeil
réparateur, ni l'oubli de sa position. Il éprouve, à
cette époque de la journée, un peu de rémission.
La fièvre n'est pas aussi violente, et cesse même
quelquefois tout-à-fait. Empressé d'interpréter en
faveur de sa santé tous les signes qui lui paraissent
favorables, le phthisique se trouve beaucoup mieux.
Il pense à sa guérison. Cependant des sueurs colliquatives et abondantes recouvrent comme d'un
enduit visqueux la poitrine et la face. Les cheveux,
imbibés de cette sueur, se collent sur la tête. C'est
alors que le malade, assis dans son lit, et soutenu
par ceux qui le veillent, promène lentement, dans
ses cheveux et sa barbe, ses doigts devenus
presque entièrement osseux. Les cheveux se détachent de sa tête. Quelquefois il demande un miroir
pour mieux apprécier son état. C'est avec peine
que les assistants lui livrent ce témoin indiscret
qui pourrait révéler sa position désespérée à une
personne moins préoccupée de sa santé. Il passe

sur ses lèvres flétries sa langue épaisse, couverte d'un enduit brunâtre, détachant péniblement, avec ses doigts peu assurés, les écailles d'épithélium qui recouvrent ses lèvres. On le voit parfois examiner ses membres qu'il trouve bien grêles ; en promenant sa main sur la peau qui les revêt, il n'éprouve plus la sensation accoutumée ; ce tissu semble avoir perdu sa sensibilité. Ce phénomène de la maladie donne à la figure du phthisique un air singulier d'étonnement. A voir le malade se préoccuper si attentivement et en silence de ces divers phénomènes, on dirait qu'il assiste en philosophe stoïque à la décomposition de son être. Rassuré par ceux qui l'entourent, il se recouche dans le lit d'où il ne doit plus sortir. La chaleur augmente, l'haleine est fétide. Les matières expectorées ont un aspect brunâtre ; parfois elles sont entremêlées de fragments de fausse membrane ; puis survient la diarrhée colliquative. La voix est rauque ; quelquefois il y a aphonie complète. La respiration est petite et fréquente. Des nausées viennent encore fatiguer le malade, ou bien il rend par le nez les boissons qu'il s'efforce de prendre. Des matières fécales d'une horrible puanteur s'échappent sans qu'il en ait conscience. Dans quelques cas, il survient de l'œdème dans diverses parties du tissu cellulaire. Le plus ordinairement cependant, le malade arrive sans hydropisie au dernier degré de marasme. La langue, épaisse, rouge, recouverte d'un enduit glaireux, se promène avec peine dans la cavité buccale. Les yeux sécrètent une humeur visqueuse, jaunâtre, qui s'attache aux bords des paupières. La sclérotique, morne et terne, se dessèche ; le globe de l'œil se dirige en haut. La voix, presque éteinte, est souvent entrecoupée par le hoquet. La langue, vacillante, n'articule plus que des sons inintelligibles. Il survient des soubresauts, de petites couvulsions, quelques évanouissements. Cependant, le plus ordinairement, le malade passe doucement de la vie à la mort, au milieu de l'immobilité et du silence. Quelques inspirations rares, petites, interrompues, se font à des intervalles de plus en plus éloignés ; puis enfin une expiration faible, dernière, nous avertit que la vie s'est retirée de ces tristes débris qui vont désormais subir les lois qui régissent la matière inorganique.

Que devient cette force qui s'opposa si longtemps à celles qui gouvernent les corps bruts ? Quelle est son essence, son mode d'action sur nos organes, la nature des connexions qu'elle avait avec eux ? C'est ici qu'est posée la limite, le voile impénétrable qui nous dérobera toujours sans doute la connaissance approfondie du phénomène de la mort, de la vie, de la santé et de la maladie. C'est donc à ces limites que tout observateur judicieux doit s'arrêter, et c'est pour avoir voulu les

franchir qu'une foule de génies audacieux se sont
égarés au milieu des spéculations abstraites et des
vaines théories. Forcé de renoncer à l'examen d'un
élément dont la connaissance aurait pu nous donner
plus sûrement la solution du problème que nous
cherchons, nous allons porter nos investigations
sur les restes du malheureux phthisique.

NÉCROPSIE.

Notre attention se porte naturellement d'abord
sur les voies respiratoires. On trouve la base de la
langue rouge, enflammée, souvent parsemée de
petits ulcères circonscrits. Des ulcères analogues
se rencontrent à la face laryngée de l'épiglotte ;
quelquefois même cet organe est en partie détruit ;
les cordes vocales sont corrodées et ont quelquefois entièrement disparu. Des ulcérations s'obser-
vent aussi sur la muqueuse du larynx et de la trachée-artère. Au pourtour de ces ulcérations, qu'on
dirait faites avec un emporte-pièce, la muqueuse
est enflammée dans une petite étendue. La muqueuse des bronches présente des lésions identiques accompagnées des mêmes phénomènes. Les
poumons, à l'aide d'une fausse membrane, adhèrent
à la plèvre costale dans plusieurs points, quelquefois dans toute leur étendue. Quand on incise

les poumons, c'est alors qu'apparaissent les ravages effrayants qu'a causés la maladie. Le tissu pulmonaire est comme réduit en putrilage. Il suinte de toute part une matière jaunâtre et purulente semblable aux crachats du malade. On est étonné que la vie ait pu persister si long-temps chez un être qui portait en son sein une si profonde désorganisation. Alors s'expliquent les sueurs colliquatives, la faiblesse extrême, la consomption, le marasme que présentait le malade aux derniers jours de sa vie. Le parenchyme pulmonaire est entièrement détruit dans plusieurs parties, du moins dans le plus grand nombre des cas. Il s'en échappe une odeur fade, fétide. On distingue de nombreuses ulcérations de forme et de dimensions variables. Ces ulcérations présentent, au milieu des poumons, des cavités remplies d'une matière jaune ou brunâtre ; dans d'autres points, il est dur, imperméable à l'air, hépatisé. De petites tumeurs jaunâtres, isolées ou réunies en masses considérables, se montrent dans diverses parties du tissu pulmonaire. La consistance de ces tumeurs est variable : tantôt elles sont dures, tantôt ramollies, et, dans ce dernier cas, elles versent dans les bronches le produit de la suppuration. C'est à ces tumeurs qu'on a donné le nom de tubercules pulmonaires. Quelques-unes de ces tumeurs sont très-petites, du volume tout au plus d'un grain de millet. Celles-

là sont dures, luisantes, homogènes, et, comme
les précédentes, sont tantôt isolées, tantôt réunies
en grappes. Elles ont reçu le nom de granulation
grise demi-transparente. Cette granulation se trouve
plus particulièrement à la partie inférieure des poumons. Au centre de ce viscère, on rencontre des
tubercules jaunes, et, au sommet, des cavernes et
des tubercules ramollis. Voilà du moins ce que
l'on peut vérifier dans la grande majorité des cas.

Ces cavernes, ces excavations, sont ordinairement tapissées par une fausse membrane mame-
lonnée, sous laquelle apparaissent de petits cônes
formés par la matière tuberculeuse. Les parois de
ces excavations sont anfractueuses ; on remarque
dans plusieurs points des lambeaux déchiquetés
de substance pulmonaire, et qui semblent prêts
à se détacher. Des cloisons et des brides, formées
par le parenchyme du poumon, divisent souvent
ces cavités. Les cavernes communiquent presque
toujours avec les bronches. La matière tuberculeuse peut exister dans tous les tissus élémentaires
qui forment la trame des poumons. Tantôt c'est le
parenchyme qui en est comme farci, tantôt la
surface des plèvres en rapport avec le tissu pulmonaire. Il existe quelquefois des collections pu-
rulentes dans la cavité pleurale elle-même, et,
au point correspondant, le tissu pulmonaire et la
plèvre sont corrodés. En général, c'est à la partie

supérieure des poumons que l'on trouve les plus grandes masses tuberculeuses et les plus grands désordres de cet organe. En résumé, voilà donc ce que nous offrent les poumons d'un phthisique : du pus, des cavernes, des ulcères, des tubercules, de l'adhérence avec les plèvres.

En poursuivant ses recherches sur le cadavre, on trouve l'estomac plus volumineux que dans l'état normal; sa membrane muqueuse est rouge, ramollie, épaissie. On y remarque aussi des ulcères; ces ulcères existent dans tout le tube digestif, et deviennent plus larges, plus nombreux à mesure qu'on s'approche du rectum. Des granulations tuberculeuses, du volume d'un pois ou d'une petite tête d'épingle, existent sous la muqueuse intestinale. Parfois le foie est plus volumineux et a subi la transformation graisseuse; d'autres fois il est emphysémateux, et peut surnager si on le plonge dans l'eau. La bile est noirâtre, poisseuse, semblable à de la mélasse. On trouve fréquemment quelques cuillerées de sérosité limpide dans les ventricules du cerveau. Mais cette observation a très-peu de valeur, parce que le même fait se présente après beaucoup d'autres maladies. Le cœur, la rate, la moelle épinière, les vaisseaux artériels et veineux, et les divers autres organes, ne nous offrent rien de particulier chez le phthisique. Mais le phénomène le plus général, le plus important, le plus caractéristique que l'on retrouve toujours à l'autopsie d'un phthisique, phénomène qui domine tous les autres, c'est le tubercule. On peut en trouver, selon les individus, dans une foule d'organes : dans les glandes lymphatiques, mésocolites, lombaires; dans la rate; dans les reins; dans la prostate, les vésicules séminales, les canaux déférents; dans l'utérus; dans les ovaires; dans le grand épiploon, le mésocolon, le péritoine ; dans les ganglions lymphatiques qui entourent le conduit biliaire; dans le cerveau, le cervelet, la moelle allongée ; enfin, dans les os même. Il est important d'observer que les tubercules, dans ces diverses régions, soit qu'ils existent dans un grand nombre d'organes à la fois, ou bien dans quelques-uns seulement, ne sont jamais ni si volumineux, ni si avancés dans leur période d'évolution, qu'ils le sont dans l'organe pulmonaire.

On sait que les liquides et les solides des phthisiques résistent plus long-temps à la décomposition que ceux des autres cadavres.

Tel est à peu près le tableau général et abrégé de cette maladie. La plupart des symptômes que nous avons notés pendant l'existence du malade, ont été indiqués par Hippocrate, Arétée, Celse, Cullen, Galien, Laënnec, Bayle, Reid, etc.

Quant aux phénomènes découverts par l'anatomo-pathologie, on trouve des détails exacts dans les ouvrages de Bayle, Laënnec, Louis, Andral, Schrœder-Van-der-Kolk, Papavoine, Nélaton, Guillot, Becquerel, Rochoux, etc.

Maintenant, si on nous demande ce que c'est que la phthisie pulmonaire, nous répondrons que c'est une maladie qui offre l'ensemble des symptômes que nous venons d'énumérer, ou bien seulement quelques-uns des principaux. Pour la caractériser en quelques mots, nous pourrions dire que l'existence des tubercules dans les poumons est le signe pathognomonique de la phthisie pulmonaire, ou simplement de la phthisie. Nous n'admettons donc pas de phthisie sans tubercules.

Selon le plan que je m'étais tracé, je devrais reprendre un à un chacun des symptômes qui composent le tableau de cette maladie, pour les étudier isolément, pour les combiner, les comparer, afin d'en tirer des inductions qui auraient pu me faire mieux approfondir tout ce qui se rapporte à la phthisie. Mais des circonstances particulières m'ayant obligé de restreindre mon travail, je n'examinerai aujourd'hui que le principal phénomène de cette affection : je veux parler du tubercule.

Qu'est-ce que c'est que le tubercule ? quelle est la cause de son origine ? quel est son siége primitif, son mode de développement ? quelles modifications apporte-t-il dans les poumons, dans tout l'organisme ? quels sont enfin ses caractères physiques et chimiques ? Tels sont les divers points de vue sous lesquels nous devons considérer le tubercule. Ce phénomène est, en effet, le plus saillant de la maladie qui nous occupe. Il est la condition essentielle de l'existence de la phthisie.

On appelait autrefois tubercule, toute espèce de tumeur d'un médiocre volume, pouvant siéger dans toutes les parties de l'économie. Aujourd'hui on désigne par ce nom une petite tumeur qui peut se développer dans le tissu de tous les organes. Cette tumeur est blanche, jaune, grisâtre, et composée d'une matière qui a la densité d'un cartilage ou d'un fromage mou ; elle est susceptible de se ramollir, de se convertir en matière puriforme, produisant par ce moyen la fonte des tissus où elle siége. Nous avons à nous occuper ici des tubercules qui se montrent dans les poumons. Cette production pathologique apparaît dans ce viscère sous quatre états différents.

Premier état. — Le tubercule se montre sous la forme d'une petite tumeur rougeâtre, luisante, ferme, résistante, s'aplatissant sans laisser écouler du liquide, unie au tissu du poumon par des filaments vasculaires. Ce tubercule peut avoir le volume d'un grain de millet ou de chènevis.

Deuxième état. — Le tubercule est jaune, friable,

se laissant écraser sous le doigt comme du fromage mou, et ne présentant aucune trace d'organisation ; son volume peut égaler celui d'un pois, d'une amande, et même d'un œuf de poule.

Troisième état. — Le tubercule est ramolli dans toutes ses parties, le tissu pulmonaire environnant est désorganisé, le produit de la sécrétion purulente est ordinairement versé dans les bronches.

Quatrième état. — Laënnec dit qu'une infiltration de matière tuberculeuse grise peut se former dans des poumons qui ne contiennent pas de tubercules. Par suite de cette imprégnation, il naît une grande quantité de tubercules qui, en s'unissant, forment des masses considérables. On peut considérer cette infiltration comme une manière d'être primitive du tubercule qui se dessine bientôt, et parcourt ensuite ses évolutions accoutumées. Tels sont donc les divers aspects sous lesquels se présentent les tubercules. Nous allons abandonner un instant cette étude du tubercule pour y revenir tout à l'heure. Auparavant il faut examiner attentivement une question importante qui vient naturellement prendre place en cette partie de mon travail. Quelle est la cause qui préside à la formation du tubercule pulmonaire ?

Baumès nous parle d'un germe morbide qui se transmettrait du père aux enfants.

Bayle et Laënnec comparent aussi le tubercule

à un germe se développant en vertu d'une force qui lui est propre, à la manière des êtres organisés et vivant par intus-susception.

Broussais et Bouillaud assurent que le tubercule a pour cause l'irritation, irritation qui a son siége dans le tissu pulmonaire.

Selon Louis, les matériaux du tubercule existent primitivement dans le sang; en vertu d'une force interne, ces matériaux se déposent, soit dans les poumons, soit dans d'autres organes, pour y constituer le tubercule. Cet auteur considère le tubercule comme un corps étranger qui se développe sous l'influence d'une cause interne.

Voilà comment Hippocrate s'explique sur l'origine de la phthisie : « La phthisie a lieu, dit cet homme célèbre, lorsque la fluxion se porte en un seul endroit, comme dans l'empyème, par la trachée et par les bronches qui entrent dans la composition des poumons, et que l'humeur y arrive peu à peu; n'apportant conséquemment que peu d'humidité dans les poumons, elle s'y épaissit et se dessèche dans les bronches, parce qu'elle n'y vient pas en abondance; mais elle excite la toux en s'attachant aux bronches dont elle remplit les cavités étroites; elle rend ainsi l'entrée difficile au souffle, d'où il résulte de l'oppression par le besoin de souffle qui manque. »

Richard Morton, dans sa phthisiologie, explique ainsi l'origine des tubercules :

« *Sed ut de horum tuberculorum origine specialiùs*
» *dicamus : quantùm mihi adhuc, vel a cadaverum*
» *phthisicorum inspectione, vel ab ipsá ratione assequi*
» *contigit, tuberculum nascitur ab obstructione alicujus*
» *glandulosæ pulmonum partis : ubi scilicet plus lym-*
» *phæ seu seri, e sanguine secernitur, quam per*
» *ductum glandulæ excernitur : quo fit ut, sicuti pars*
» *affecta ab incluso sero nimis distenta, naturali suo*
» *tono privatur, atque inde influens seu secretum serum*
» *expuere, vel excernere ulteriùs nequit. Ità etiam in-*
» *clusa lympha non ampliùs à novo influente sero re-*
» *novata, naturali partis calore paulatìm siccescit,*
» *atque indurescit; unde oritur renitens quædam duri-*
» *ties, seu tuberculum (de quo jam sermonem habemus).*
» *Quòd progressu temporis everso, hoc modo naturali*
» *partis tono seriùs vel citiùs, pro genio lymphæ, seu*
» *inclusi humoris et sanguinis, à quo secernitur, in-*
» *flammari et in apostema converti solet : quæ quidem*
» *est tota continens causa phthiseos pulmonaris, atque*
» *aridæ tussis, quæ eam comitatur. Non unquàm etiam*
» *e feroci, et immani catarrho tanta lymphæ copia in*
» *glandulis secernitur, ut facultatem excretricem planè*
» *superet, quo fit ut, via influentis humoris præpedita,*
» *lympha intùs jam retenta atque inibi stagnans, insito*
» *calore partis paulatìm siccescat, et in substantiam*
» *melleam, vel steatomatosam facessat, usquedùm,*

» tono partis præ nimià distensione, tandem penitùs
» everso, inflammatio, et apostema superveniat. »

Sennert a constaté l'existence de tubercules qui
ne suppurent jamais. Ces matières, dit-il, sont des
humeurs grossières, où une lymphe trop dense
retenue dans les bronches ou dans les vésicules
bronchiques; quelquefois c'est un sang dur et mêlé
avec d'autres humeurs qui s'épaississent insensiblement jusqu'à la dureté.

Schrœder-Van-der-Kolk a trouvé, dans le principe de la phthisie pulmonaire, un épanchement
de matière coagulable.

Nous pouvons rapporter à deux chefs principaux
les idées qui ont été émises sur l'origine du tubercule : les unes sont le fruit de l'hypothèse ; les
autres résultent d'une observation plus ou moins
complète. Ni les unes ni les autres n'expliquent,
d'une manière satisfaisante, la cause qui produit le
tubercule. Nous attachons cependant un grand prix
aux dernières opinions, parce qu'elles sont expérimentales. Les explications d'Hippocrate, Sennert,
Morton, Schrœder, sont celles qui sont le plus
satisfaisantes. Quant aux autres, étant tout-à-fait
hypothétiques, elles ne devraient pas trouver place
dans une science où toute théorie doit être basée
sur l'induction rigoureuse de l'observation des faits.
Ainsi Baumes, Bayle, Laënnec, pensent que le
tubercule est le résultat de développement d'un

germe, germe existant primitivement, et pouvant
se transmettre par l'hérédité. Mais, je le demande,
quelle idée peut-on se faire de ce germe? Outre
qu'on ne l'a jamais constaté, ni vu, ni décrit dans
le sang, ni dans la bile, ni partout ailleurs, il est
très-difficile de se faire l'idée d'un germe ayant son
existence à part au milieu de nos organes. J'avoue
que ce mot de germe ne réveille en moi que l'idée
d'une graine, d'un végétal, enfin du rudiment d'une
organisation quelconque végétale ou animale. Comment puis-je appliquer cette idée à l'explication
d'un phénomène pathologique qui se passe en nous,
à moins qu'on ne compare le tubercule aux cham-
pignons qui croissent sur le tronc des vieux arbres,
ou à toute autre plante parasite? Quant à l'opinion
de Broussais, qui attribue l'origine du tubercule
à l'irritation, cette idée paraît d'abord assez exacte,
assez rigoureusement explicative : nous nous faisons
tous, en effet, une idée assez semblable du mot
irritation, phénomène provoqué chez nous par des
agents extérieurs de toute sorte. Mais quand on ré-
fléchit que Broussais emploie ce mot pour expliquer la formation tuberculeuse, à ce point de vue,
on se trouve complètement désorienté. Qu'est-ce,
en effet, que l'irritation dans le sens que lui attribue Broussais? Voici une définition toute récente
qui appartient au docteur Coutanceau : « l'*irritation*
» *est un phénomène fugitif, souvent inaperçu, qui se*

» *transforme et disparaît quand la maladie se montre*
» *et se développe ; en un mot , elle est la source et*
» *l'origine commune d'une multitude de maladies , et*
» *non une maladie elle-même. L'irritation a son siége*
» *dans les propriétés vitales. »* J'avoue qu'après cette
définition, le mot irritation a pour moi un sens
tout aussi obscur qu'auparavant. J'en ai vainement
cherché le sens clair, net, précis, dans les auteurs
qui se servent de ce mot comme cause de toutes
nos maladies. M. Roche nous donne une autre définition : « *l'irritation, dit-il, consiste dans l'aug-*
» *mentation de l'action organique des tissus au-delà des*
» *limites compatibles avec l'exercice libre des fonctions. »*
D'après cette seconde définition, nous ne voyons
pas en quoi l'irritation diffère de l'inflammation :
l'irritation, selon cette définition, n'est plus la
cause de la maladie ; ce n'est plus qu'un phénomène lié à l'existence, au développement d'une
affection quelconque. Du reste, M. Roche a soin
de nous en avertir. *L'irritation, ajoute-t-il, a quelquefois sa source dans l'exaltation des propriétés vitales.*
L'exaltation des propriétés vitales a sans doute aussi
sa source quelque autre part. L'irritation, selon M.
Roche, serait bien éloignée d'être la cause de nos
maladies, puisqu'il faudrait, pour la déterminer, une
série de phénomènes antérieurs. L'irritation n'est
point une maladie, nous a dit M. Coutanceau, mais
l'origine et la source d'une multitude de maladies.

Encore une fois, qu'est-ce que c'est que cette source ?
Est-ce une entité quelconque, un principe mauvais, une force aveugle, occulte, perturbatrice ?
Qu'on nous démontre alors l'existence de cette
force, de ce principe quelconque, source de tous
nos maux ! Mais il faudrait, pour étayer l'existence
de cette force, entrer dans le domaine des spéculations abstraites et théorétiques, soutenir une idée
hypothétique par d'autres idées non moins hypothétiques, qui, loin de nous faire admettre cette
force cachée, jetteraient encore plus de doute sur
son existence problématique. Nous continuerons
donc d'attacher au mot irritation le sens qui doit
lui être attaché en saine physiologie : c'est un effet
dont la cause ne doit pas nous préoccuper ici ; c'est,
dans le plus grand nombre de cas, pour employer un langage plus rigoureux, une propriété
de la maladie. Par conséquent, dire que l'irritation
est la cause du tubercule, c'est accepter comme
une puissance bien définie, bien connue, ayant ses
effets, un mot dont le sens, au point de vue de
causalité, est tout-à-fait inexpliqué, et probablement inexplicable. Ainsi donc, tout est mystère,
tout est ténèbres pour nous si nous voulons chercher
la cause immédiate qui préside au développement
du tubercule. Quand nous voulons chercher à pénétrer la nature intime des maladies, les causes qui
les font naître, et la manière dont agissent ces

causes, nous avons beau descendre d'abstractions en abstractions, asseoir nos conceptions sur l'idée d'un germe ou d'une force quelconque, l'esprit n'est jamais satisfait ; il sait combien sont vagues, mal établies ces notions spéculatives : une barrière infranchissable est toujours opposée à ses efforts. C'est la connaissance complète de la chose en question qui nous manque, connaissance qui devrait pouvoir subir le contrôle de tous les moyens vérificateurs que la nature nous a donnés, c'est-à-dire nos sens.

Comment pourrions-nous connaître la manière d'agir, la nature des forces qui produisent le mal, nous qui ne savons la nature des lois ou des principes qui sont attachés à notre organisation ? A plus forte raison, combien doivent être plus incomplètes encore les notions que nous avons sur les actions réciproques qu'exercent mutuellement l'un sur l'autre ces principes opposés, le principe qui tend à désorganiser, et celui qui veille à notre conservation ! Nous ne savons nullement d'où viennent ces deux principes, ce qu'ils sont par eux-mêmes, et comment ils se modifient quand ils sont en rapport. C'est déjà beaucoup que d'arriver à la notion trèsvague d'un principe conservateur en opposition avec un principe contraire. Mais il faut bien que cela soit ainsi, puisque notre existence, limitée dans une période assez restreinte, parcourt ces divers espaces de temps en produisant divers phénomènes qui, chez tous les êtres sentants, ont à peu près le même caractère. Il faut bien admettre aussi un autre principe opposé ; car, sans cela, nous vivrions probablement toujours. Mais comment étayer des théories médicales sur des considérations aussi abstraites ? Que de confusion et d'incertitude ne résulteraient pas d'une pareille théorie quand nous voudrions en faire l'application à l'homme malade, et si l'hypothèse qui fonde la théorie est fausse ? Que d'influences fâcheuses n'aurait pas à subir la santé de celui qui s'est confié à nous ? Ne cherchons donc jamais, dans des idées hypothétiques ou trop abstraites, des règles pour notre pratique médicale.

L'étude des causes du tubercule ne nous a pas fourni de notions qui puissent nous diriger dans la thérapeutique de cette affection. Examinons maintenant l'état primitif du tubercule. L'opinion d'Hippocrate, de Morton, de Sennert, que nous avons rapportée en parlant de la cause du tubercule, pourrait aussi se placer dans cette partie de notre travail, parce que cette matière visqueuse répandue dans les poumons, que ces auteurs ont considérée comme cause de la phthisie ou du tubercule, pourrait aussi être regardée comme l'état primitif du tubercule. Mais nous aurions un peu changé l'idée que ces auteurs attachaient à cet épanchement visqueux et purulent.

Voilà ce que Reid pense de l'état primitif du tubercule. Selon cet auteur, il y a altération des vaisseaux exhalants des poumons, ce qui imprime à la lymphe un caractère visqueux, viscosité toujours croissante par l'action continue de la cause productrice, et arrivant au point de boucher l'extrémité des vaisseaux, et de former de petites concrétions appelées tubercules. M. Roche admet que les matériaux du tubercule sont fournis par le sang; ces matériaux sont liquides; le tubercule commence sous le même état. Bouillaud dit que le tubercule est primitivement constitué par une vésicule indurée et hypertrophiée. Bayle, après de nombreuses observations, déclare qu'il se forme, dans le parenchyme pulmonaire, une substance homogène, toujours opaque, blanche ou d'un blanc sale, jaunâtre, grisâtre, et renfermée ou non dans un kyste.

D'après Magendie et Cruveilhier, les tubercules, avant d'être sous la forme de petits corps solides, sont à l'état liquide ou de pus. Selon Andral, le tubercule est un simple produit morbide, déposé, rarement enveloppé d'un kyste; ce tubercule se montre d'abord sous la forme d'une gouttelette de pus. Rochoux et Dalmazzone pensent que le premier état du tubercule paraît sous la forme d'un petit grain de millet, rougeâtre, luisant, ferme, résistant, s'aplatissant sans laisser écouler de liquide, uni au tissu du poumon par un grand nombre de filaments vasculaires, ayant un aspect qui rappelle les concrétions sanguines albumineuses. Ce granule tuberculeux est antérieur à la granulation grise.

Ici, comme dans la question qui se rapporte à la cause du tubercule, les auteurs professent deux opinions différentes. Les uns prétendent que le tubercule est à l'état solide; les autres à l'état liquide. Faut-il choisir entre ces deux opinions? Faut-il les admettre toutes les deux, ou bien les rejeter également? C'est le dernier parti auquel nous pensons qu'il est prudent et logique de s'arrêter. J'avoue cependant que les auteurs cités sont assez célèbres, et possèdent des talents assez reconnus pour qu'on puisse accepter sans examen le résultat de leurs observations. Mais alors il nous faudrait partager les deux opinions, et croire que le granule tuberculeux peut apparaître tantôt sous un état, tantôt sous l'autre. Cette manière de voir est trop diffuse et trop complexe pour que nous puissions l'admettre. D'ailleurs, les observations ont été faites sur un sujet assez microscopique pour qu'on puisse douter de l'exactitude des résultats obtenus. Et puis, quelle induction thérapeutique en pourrions-nous tirer?

Cherchons maintenant à déterminer le siége primitif du tubercule pulmonaire : ici encore même incertitude, même diversité d'opinion parmi les observateurs.

D'après Magendie, les tubercules se développent à la surface de la muqueuse des voies aériennes, soit dans les bronches, soit dans les vésicules pulmonaires, soit enfin dans le tissu pulmonaire. Cruveilhier pense que le tubercule-pulmonaire a son siége primitif dans les radicules veineuses. D'après cet auteur, le tubercule commence par une phlébite capillaire. Guillot prétend que c'est à la surface ou dans l'épaisseur de la muqueuse des dernières ramifications bronchiques que commence à paraître la production morbide. Schrœder–Vander–Kolk place le début de la granulation grise dans une cellule pulmonaire. Selon Broussais, c'est dans les ganglions et vaisseaux lymphatiques des poumons que siége le tubercule à son origine. L'opinion de M. Andral est un peu plus complexe. Il paraîtrait, selon lui, que le tubercule prend naissance, tantôt dans les dernières bronches et les cellules qui leur succèdent, tantôt dans le tissu cellulaire interposé aux vésicules, tantôt enfin dans le tissu interlobulaire.

Nous n'avons donc rien de précis, rien de sûr relativement au siége primitif du tubercule. Quelle que soit notre opinion à ce sujet, nous devons la taire, parce qu'elle ne repose pas sur des données assez positives, ensuite parce qu'il nous faudrait,

pour la faire prévaloir, élever des discussions qui
nous éloigneraient de notre but. Laissons donc de
côté ces questions de cause, d'état et de siége primitif du tubercule, qui nous paraissent insolubles
dans l'état actuel de la science, et occupons-nous
de cette production pathologique sous la forme
bien déterminée où elle se montre à nous. Avant
d'abandonner l'étude du tubercule à ces trois points
de vue différents, nous devons constater ici que
l'opinion d'Hippocrate, relativement à la cause de
la phthisie, est celle qui est la plus satisfaisante,
parce qu'elle est le fruit d'une observation plus
directe, et qu'elle peut, par conséquent, nous
conduire à une indication thérapeutique. Nous re-
viendrons un peu plus bas sur l'opinion de ce grand
homme quand nous établirons la méthode thérapeutique de la phthisie pulmonaire.

Nous avons dit plus haut que le tubercule pulmonaire se montrait à nous sous trois aspects bien
distincts : la granulation grise, le tubercule cru,
enfin le tubercule ramolli. (J'omets à dessein l'infiltration tuberculeuse de Laënnec, puisque nous
n'avons pas pu constater l'état primitif du tubercule.) Ainsi donc, trois états différents du tubercule, voilà un terrain sur lequel les opinions des
auteurs sont d'accord, parce qu'elles résultent de
l'appréciation de faits qui chaque jour peuvent
être vérifiés par nos sens. Il était naturel de penser

que ces trois états correspondaient aux diverses
périodes d'évolution du tubercule. L'observation
a, en effet, confirmé cette manière de voir. Les
observateurs ont également reconnu qu'il n'y a de
traces d'organisation, ni dans la granulation grise,
ni dans le tubercule cru, ni dans le tubercule ramolli. Quand la formation tuberculeuse a lieu,
quand ce petit corps, grisâtre à son début, commence à se développer, il y a destruction des vaisseaux qui l'entourent. De plus, ils se forme de
nouveaux vaisseaux qui entourent le tubercule
comme d'un réseau. Ce sont des faits dont on peut
s'assurer au moyen de l'injection. Schrœder-Van-
der-Kolk, Guillot, Baron, ont vu les mêmes faits
se présenter à leur observation. Schrœder explique
la destruction des vaisseaux primitifs qui entourent
le tubercule, par l'inflammation. Valleix pense qu'il
faut attribuer la suppression de la circulation dans
les artérioles qui entourent le granule tuberculeux,
à la compression qu'exercent ces petits corps. Quoi
qu'il en soit de la cause de destruction de ces petits
vaisseaux pulmonaires, et de la cause qui préside
à la formation de vaisseaux de nouvelle nature,
ce qu'il y a pour nous d'important à noter, c'est
le fait. Or, le fait existe; personne ne peut le
nier. Ce fait de destruction des petits vaisseaux
pulmonaires, à mesure que se développe le tubercule, nous conduit à des considérations physio-

logiques de la plus grande valeur. Nous voyons déjà, en effet, que les fonctions des poumons sont gênées; la circulation ne se fait plus dans les points où existe le granule tuberculeux; l'hématose n'y a plus lieu. Déjà donc, dès l'origine de cette formation tuberculeuse, la constitution doit être notablement altérée. Un phthisique peut même mourir sans qu'il y ait eu aucun ramollissement de tubercule. Il ne faut pour cela qu'une condition : que la granulation grise soit assez abondante pour empêcher l'hématose, et l'individu périra sans présenter les symptômes accoutumés, sans hémoptysie, sans expectoration purulente.

Quand le tubercule miliaire diaphane commence à changer d'état, il se forme au centre un petit point noir, opaque, jaune, qui s'étend peu à peu jusqu'à la circonférence. Le tubercule prend alors la consistance du fromage mou; il peut parvenir ainsi jusqu'à la grosseur d'une amande et même d'un œuf de poule; il reste ensuite en cet état pendant une époque indéterminée. Plus tard, sous l'influence de causes auxquelles le malade est soumis, ce tubercule se ramollit. Nous avons vu que c'était à partir du centre que le tubercule commençait à changer de couleur et de consistance. Quand il se ramollit, c'est encore par le centre que commence le ramollissement. On n'a, pour s'en assurer, qu'à inciser les tubercules qu'on trouve dans les pou-

mons d'un phthisique. Ce ramollissement, parti
du centre, gagne peu à peu la circonférence. Quelquefois cependant la nature paraît faire des efforts
pour s'opposer à cette transformation. Il se forme,
au milieu du tubercule, un noyau plus ou moins
consistant, dont la nature intime varie selon des
circonstances qui nous sont inconnues. Ce noyau
peut être fibreux, cartilagineux, osseux, crétacé,
calcaire, etc., d'où les noms de concrétions osseuses, cartilagineuses, calcaires, etc., donnés
par les auteurs à ces produits nouveaux qui doivent être considérés comme le résultat d'un effort
médicateur de la nature. Il peut arriver, en effet,
que le tubercule, réduit à l'état de corps inerte,
s'arrête dans son développement, et le malade se
trouve ainsi à l'abri des ravages que ses évolutions
successives auraient amenés dans le tissu pulmonaire.

On a cherché à expliquer le ramollissement du
tubercule par l'inflammation, inflammation produite dans les parties environnantes par le tubercule, qui bientôt, à son tour, subissait l'influence
de ce phénomène morbide. Mais comment concilier
avec cette hypothèse le phénomène du ramollissement du tubercule, qui commence par le centre ?
Ceux qui ont comparé le tubercule à un germe ont
dit qu'il contenait en lui la cause de son ramollissement, comme il contenait celle de son déve-

loppement. Quand on a voulu se rendre compte des concrétions diverses qui se formaient dans le tubercule, on a dit que les matériaux liquides du tubercule étaient résorbés; d'autres qu'ils étaient évaporés. Malgré toute l'importance qu'il y aurait pour nous à savoir quel phénomène se passe lorsqu'il y a ossification de la matière tuberculeuse, nous préférons renoncer à toutes les inductions que pourrait nous fournir cette étude, plutôt que d'asseoir nos considérations à ce sujet sur une hypothèse. Si nous savions ce qui se passe quand il y a ossification du tubercule, nous chercherions à provoquer le même phénomène pour obtenir le même résultat, résultat si heureux pour le malade. Nous sommes obligés de nous résigner à constater simplement le fait d'ossification ou pétrification tuberculeuse, phénomène qui arrive dans des circonstances et selon des modes qui échappent à notre observation. Toutefois, il faut l'avouer, il en arrive rarement ainsi. Le ramollissement, parti du centre du tubercule, gagne peu à peu la circonférence; le pus, après avoir détruit les tissus environnants, s'ouvre alors un passage au dehors. Ordinairement c'est par les bronches qu'il s'épanche. Dans quelques cas assez rares, après avoir ulcéré la plèvre, il pénètre dans sa cavité. De là, ces pleurésies qui ont souvent paru une cause de la phthisie, tandis qu'elles n'en étaient qu'un effet.

Quand la fonte du tubercule a eu lieu, quand la matière purulente s'est fait jour dans la plèvre ou bien dans les bronches, ce qui arrive le plus communément, il se forme une caverne à la place qu'occupait le tubercule ou la masse tuberculeuse. Si cette caverne est de nouvelle formation, elle est arrondie, conservant la forme de l'espace qui circonscrivait le tubercule. Sa surface est tapissée par une fausse membrane molle que l'on enlève facilement avec le dos du scalpel. Cette fausse membrane paraît communiquer sans interruption avec la muqueuse des bronches qui s'ouvrent dans la caverne ; il est même quelquefois impossible d'assigner la limite précise de ces deux membranes. Cependant ordinairement la muqueuse bronchique est tuméfiée, rouge, quelquefois parsemée de petits ulcères dans le voisinage de la caverne. Si la caverne qu'on observe est ancienne, elle est plus anfractueuse. La pseudo-membrane qui la revêt est grise, dure, semi-cartilagineuse, parsemée de tubercules au premier ou au second degré de leur développement. Dans quelques cas, il n'y a pas de tubercules sur les parois de cette excavation. On conçoit alors que la guérison puisse avoir lieu. Les bords de la caverne se rapprochent, se juxta-posent ; il se forme un tissu inodulaire, et, à l'autopsie, on trouve des bronches d'un assez gros volume, allant aboutir et se terminer tout à coup à une ligne cartilagineuse qui représente le lieu où avait existé une caverne. Quelques cas de cette nature se présentent aux observateurs. On voit donc que la phthisie, même au dernier degré, peut guérir. Cependant, le plus fréquemment, de nouvelles cavernes s'ajoutent aux premières; les tubercules qui les tapissent se ramollissent successivement, et entretiennent une suppuration qui conduit le malade au marasme et à la mort.

Composition chimique de la matière tuberculeuse.

Voilà ce que donne l'analyse :

Matière animale............ 98=
Muriate de soude.......... 0=15
Phosphate de chaux.......⎫
Carbonate de chaux.......⎭ 1=85
Oxide de fer quelques traces.

Examen du pus provenant des abcès ordinaires,
et du pus fourni par les tubercules.

Bérard, dans son excellent travail sur la pyogénie, nous dit que le pus, examiné au microscope, présente des globules et des corpuscules plus petits, nommés granules par quelques micrographes. Les globules du pus sont arrondis, lenticulaires comme ceux du sang. Leur surface est crénelée, donnant l'idée d'une mûre. Leur volume est de beaucoup supérieur aux globules du sang; ils sont environ deux fois aussi gros. D'après Kuhn , le tubercule est un tissu susceptible d'être reconnu au microscope dans les crachats des phthisiques. Ce tissu est composé , selon cet auteur , de fils hyalins très-déliés , d'apparence gélatineuse , liant entre eux les corpuscules qui constituent le tubercule, et y formant des ramifications nombreuses.

J'ai essayé d'établir, avec le microscope, la différence du pus ordinaire et de la matière tuberculeuse ramollie. Voici tout ce qu'il m'a été possible de constater : la matière tuberculeuse ramollie m'a offert des globules tout semblables à ceux du pus. Parmi ces globules, il y en avait quelques-uns beaucoup plus rares , beaucoup moins transparents , plus gros que les précédents , et qui semblaient formés par la réunion d'une foule de petits globules. Leur forme était ovalaire. J'ai pu aussi distinguer une multitude de fragments linéaires, mais tellement serrés et entre-croisés, qu'on eût dit un tissu homogène disséminé, étendu sur une grande surface. Ces fragments paraissaient de couleur grise et ressemblaient à un détritus presque réduit à l'état moléculaire.

Le pus des abcès ordinaires ne m'a pas présenté cet aspect de la matière tuberculeuse ; cependant des ressemblances si grandes les unissent sous tant de rapports, qu'après plusieurs recherches à ce sujet, j'ai préféré renoncer à établir une différence microscopique que j'aurais souhaité plus tranchée. Du reste, toutes mes recherches n'auraient abouti qu'à établir un diagnostic toujours fort incertain. Or, ce n'est pas le but que je me suis proposé dans l'étude de la phthisie pulmonaire.

Résumant les diverses observations que nous a fournies l'étude du tubercule, nous voyons d'abord que la cause immédiate dont l'influence provoque le développement de cette production morbide, nous est inconnue. L'état et le siége primitifs du tubercule ne sont pas bien précisés. Ni l'analyse chimique, ni le microscope, ni son mode de développement, ne nous ont fait connaître sa nature intime et les lois qui déterminent sa formation. Seulement, en examinant ses périodes d'évolution, nous avons noté deux faits d'une grande valeur, et que nous devons rappeler ici.

1° Dans quelques cas, il se forme des concrétions osseuses, cartilagineuses, calcaires, crétacées, qui peuvent amener la guérison du malade.

2° Le tubercule étant ramolli, le pus peut être expulsé des cavernes, et le malade guérir. Je puis citer à ce sujet une observation du docteur Roche. Sur trois individus qui présentèrent le phénomène de la vomique (phénomène qui a lieu lorsqu'une grande masse tuberculeuse ramollie, venant à se faire jour dans les bronches, est rejetée dans quelques

instants au dehors), sur ces trois malades, **M. Roche**
en a vu guérir deux. Il est même remarquable que
ce soient les deux seuls faits de guérison qu'il cite
dans sa pratique.

La nature emploie donc deux moyens pour guérir.
Elle arrête le développement du tubercule en chan-
geant sa composition intime, ou bien elle favorise
l'expectoration du tubercule ramolli, et travaille
ensuite à la cicatrisation de la caverne. Pour guérir
la phthisie, c'est à nous de provoquer ce travail
de la nature. Mais comment agit-elle? en vertu
de quelles lois arrive-t-elle à un résultat aussi
heureux? Malheureusement, il faut l'avouer, nous
sommes à ce sujet dans une complète ignorance.
Néanmoins, ce sont deux faits d'une grande valeur
qu'il ne faut pas perdre de vue dans le traitement
de la phthisie. Voilà donc tout ce que nous avons
recueilli de l'étude du tubercule, en y joignant
toutefois l'observation si importante d'Hippocrate
relativement à la cause de la phthisie. Ne pouvant
pas, comme nous l'avons annoncé, étudier, examiner isolément chacun des symptômes que nous
avons notés, nous nous hâtons d'arriver à des
considérations plus générales sur cette affection.

Et, d'abord, doit-on, comme nous l'avons fait,
n'admettre que deux périodes dans la phthisie?
La plupart des auteurs, en effet, qui ont écrit sur
la phthisie pulmonaire, ont assigné trois périodes à

cette maladie, se basant, pour établir cette division, sur l'apparition de symptômes plus ou moins dissemblables. Pourtant l'ordre d'apparition de ces symptômes varie à peu près chez chaque individu ; et il est impossible de caractériser la période de la maladie à l'aide des symptômes. Ni la fièvre, ni la toux, ni les sueurs colliquatives, n'ont un ordre fixe d'apparition. Le même symptôme peut se présenter chez diverses personnes, tantôt au milieu, à la fin ou au commencement de la maladie. Tout ce qu'on observe, c'est une marche progressive du mal, avec apparition de symptômes d'autant plus fâcheux qu'on s'approche du terme. Encore est-il vrai de dire qu'il y a souvent des temps d'arrêt dans la marche de la maladie, des rémissions qui ressemblent à de véritables convalescences. D'autres fois les progrès du mal sont si rapides, que l'individu peut succomber au bout de quelques jours ; ou bien la maladie peut durer un an et même des années. Certes, dans ces cas, on serait embarrassé si on voulait assigner une période à la phthisie. Du reste, il est certain que les progrès de cette affection sont retardés ou accélérés selon les forces, le tempérament, l'âge, le sexe, les habitudes, l'état de misère ou de bien-être, la température, le climat, l'hygiène, en un mot toutes les circonstances au milieu desquelles se trouve le malade.

Comme il n'y a aucun sens bien précis attaché à

ces mots de première, deuxième, troisième période,
je pense qu'on ne doit pas faire des divisions que
la nature n'a pas faites. On aurait beau me dire :
tel malade est à la deuxième ou troisième période,
je ne me ferai pas le tableau exact des symptômes
qui le tourmentent si je ne l'ai pas vu. Mais, me
dirait-on, vous avez bien admis trois périodes dans
les diverses évolutions du tubercule : pourquoi ne
serait-il pas rationnel de faire correspondre trois
périodes de la maladie à ces trois états du tubercule ?
Assurément je partagerais cette manière de voir si
des symptômes identiques correspondaient toujours
à l'état du tubercule ; mais il en est rarement ainsi.
On a vu la toux manquer jusqu'à la fin ; ainsi de
la fièvre, des sueurs colliquatives et de la diarrhée.
Puisque ces mots de première ou troisième période
ne réveillent pas en nous une idée bien nette, bien
déterminée, nous ne devons pas les admettre.

Mais si l'on ne doit pas admettre trois périodes
dans la phthisie, faut-il, à l'exemple de Laënnec,
en admettre deux ? J'avoue que cette division ne
me paraît pas beaucoup plus fondée que la pré-
cédente. Cependant, au commencement de mon
travail, j'ai été porté à établir deux grandes divisions dans le tableau symptomatique de la phthisie, préoccupé de cette idée que la nature employait deux moyens pour guérir, moyens que nous
avons déjà indiqués. J'ai donc fait tous mes efforts

pour rattacher à chacune de ces deux périodes les symptômes qui lui sont propres, par la raison que la nature, en guérissant de deux manières et à deux époques différentes, nous suggère l'idée d'une médication un peu différente pour chacune de ces deux périodes. J'avoue pourtant que les symptômes, seuls phénomènes qui puissent nous indiquer ces deux périodes pendant la vie, ne sont pas plus réguliers que ceux qui servent à établir la division de la phthisie en trois périodes. Ce n'est donc que la considération de ce fait, que la nature guérit de deux manières à deux époques différentes, qui m'a porté à admettre cette division. Quant aux moyens de reconnaître ces deux périodes, je ne puis pas en donner de meilleurs que ceux que j'ai indiqués dans l'énumération des symptômes qui se rattachent à la phthisie non confirmée, et ceux qui sont propres à la phthisie confirmée. Le sens rigoureux que l'on doit attacher à l'idée de chacune de ces deux périodes, c'est que, dans la première, les tubercules ne sont pas ramollis ; dans la seconde, ils ont subi ou commencent à subir la décomposition purulente.

DES

CAUSES DE NOS MALADIES.

———✦———

Nous allons maintenant indiquer rapidement quelques-unes des principales causes auxquelles les auteurs ont rapporté l'origine de la phthisie pulmonaire. Nous ne parlons pas de cette cause immédiate qui forme le tubercule ; car nous avons été obligé de renoncer à son appréciation. Les causes que nous indiquerons maintenant sont des circonstances particulières au milieu desquelles se trouve l'individu , et qui provoquent chez lui le développement de la phthisie pulmonaire.

Un grand nombre de pathologistes distinguent les causes de nos maladies en internes et en externes. Je me suis souvent demandé ce que pouvait être une cause interne. J'avoue que je n'ai jamais pu parvenir à me former une idée précise de cette cause interne. En quoi consiste-t-elle, en effet? Serait-ce une force inconnue existant en nous, prête à développer le mal en des occasions, des époques indéterminées? Mais alors il faut bien asseoir nos idées sur cette force, nous la démontrer, sinon nous serons obligés de la rejeter comme une vaine hypothèse. On a dit que nous venions au monde avec une certaine disposition des organes à contracter telle ou telle maladie. Je le crois, parce que les faits de tous les jours nous en donnent la preuve. Cette constitution particulière de nos organes, a-t-on ajouté, est une cause interne de maladie. Mais cette constitution particulière de nos tissus doit aussi avoir une cause. Et cette cause, selon la division que vous adoptez, doit être interne ou externe. Si elle est interne, où la fixerons-nous? Nous nous verrons donc obligés de recourir à l'hypothèse d'un principe quelconque. D'ailleurs, en admettant, si vous le voulez, que la disposition particulière d'un de nos organes soit une cause interne de maladie, supposons que les circonstances extérieures soient de telle nature qu'elles ne provoquent pas, qu'elles n'aident pas cette cause interne : cette cause interne restera alors dans l'individu sans produire son action. Nous aurons, par conséquent, admis une cause sans effet. Ceci nous conduit évidemment à dénaturer, à changer le sens qu'on attache au mot cause. Qui dit cause, dit effet. Il n'y a point de cause sans effet, et réciproquement. Si nous ne devons pas admettre de cause interne, selon le sens accoutumé de ce mot, les causes de nos maladies seront externes. On comprend l'importance de ces simples idées. Car, dans le traitement de toute maladie, nos moyens thérapeutiques sont d'autant plus efficaces, que nous avons une idée plus nette sur la cause de la maladie. Celui qui admet des causes internes se trouve obligé de s'adresser à des êtres de raison, qui ne peuvent guère lui fournir des renseignements utiles pour le but qu'il se propose. Il me paraît évident que les causes de nos maladies ont toutes, sans exception, leur existence dans ce qui nous est extérieur, soit qu'on considère le fœtus humain dans le sein de sa mère, soit qu'on le considère à l'état de germe.

Pourquoi n'admet-on pas aussi un principe, un élément thérapeutique de cause interne? On aurait cependant été tout aussi fondé à admettre ce principe, car, tous les jours, nous sommes témoins de certains efforts intérieurs qui tendent à rétablir dans leur état normal un ou plusieurs de nos organes malades. Mais la cause thérapeutique interne dont l'existence serait conçue à part de celle de la vie, ou du principe vital (qui déjà est assez abstrait tout seul), serait une conception tout-à-fait chimérique. J'en dis absolument autant de la cause interne de maladie. Cela ne m'empêchera pas d'admettre que certaines constitutions sont beaucoup plus aptes à subir l'influence des agents extérieurs, et à contracter certaines maladies, lorsque d'autres individus placés dans les mêmes conditions n'en subissent aucun effet fâcheux. Mais les premiers s'y sont trouvés exposés par l'effet de leur tempérament, de leur âge, de leurs habitudes, de leur sexe, de leur constitution, etc. Dira-t-on, par exemple, qu'une jeune fille habituée à la vie retirée des grandes villes, et qui, venant à se promener dans les champs, accompagnée d'une servante robuste, avait en elle une cause de maladie, parce que le froid de la campagne a fait naître chez elle une affection grave dont la servante s'est trouvée à l'abri ? Ce serait évidemment entrer dans des subtilités peu dignes de la science médicale. J'aimerais autant dire, lorsqu'il survient un orage en pleine mer, que la barque du pêcheur est cause qu'elle a été submergée, parce qu'un bâtiment à trois ponts a pu résister à l'orage. Je pense donc qu'il est beaucoup plus médical de voir les causes de nos maladies dans tout ce qui peut avoir une action quelconque sur nos organes, par conséquent dans les choses qui sont extérieures. On est entré, au sujet des causes de nos maladies, dans une multitude de distinctions et d'abstractions qui, d'abord, rendent peu de services à la science médicale, et ensuite lui font peu d'honneur. Que de subtilités établies pour distinguer les causes de nos maladies! Ainsi les unes sont principales, évidentes, antécédentes, contenantes, finales, accessoires, prochaines, éloignées, prédisposantes, occasionnelles, déterminantes, positives, négatives, physiques, chimiques, etc. Puis, agissant d'une manière plus subtile encore, on a pris chacune de ces causes pour en faire un ordre dans lequel on a établi plusieurs autres espèces de causes. Les déterminantes, par exemple, ont été subdivisées en communes, en spécifiques; les spécifiques, à leur tour, ont été subdivisées en spécifiques ordinaires, spécifiques contagieuses, ainsi de suite, jusqu'à ce qu'on soit arrivé enfin à des subdivisions de causes dont le sens est aussi vague, aussi indéterminé que les idées que l'on émet à leur sujet. Nous devons considérer toutes ces divisions et subdivisions, toutes ces généralités vagues établies sur des mots, comme le funeste héritage de la scolastique qui a si long-temps régné dans nos écoles, au grand détriment de la science et du bon sens.

Nous n'admettrons que des causes externes, nous préoccupant peu du nom que doivent porter ces causes, et beaucoup de l'action qu'elles peuvent avoir sur notre organisme.

Les idées que je viens d'émettre au sujet des

6

causes, ne sont point étrangères à mon sujet. Il était, en effet, très-important de savoir si les causes de nos maladies étaient en nous ou hors de nous.

Faisons l'application de ces idées à la phthisie pulmonaire, par exemple. Si, dans la plupart des cas, vous admettez que cette maladie est de cause interne, vous serez naturellement portés à négliger les causes externes pour vous occuper de la cause interne. Or, comme vous n'avez aucune notion positive sur cette prétendue cause interne, quelle hygiène, quelle thérapeutique emploierez-vous pour vous opposer à ses effets? Vous n'aurez en votre pouvoir que des moyens incertains. Et comme les effets que vous obtiendrez seront nuls dans la plupart des cas, vous penserez qu'il est au-dessus du pouvoir de l'art de modifier la marche d'une maladie dont la cause et la nature intime vous sont inconnues. Que si, au contraire, vous savez que toutes les causes de nos maladies sont externes, vous étudierez la constitution de l'individu, et vous ne le mettrez en rapport qu'avec des agents extérieurs qui aient une action appropriée à une organisation particulière. Par cette sage manière d'agir, l'individu pourra se trouver dans des conditions qui auront empêché la manifestation de cette chimérique cause interne.

Nous allons donc énumérer les différentes causes que les observateurs ont assignées à la phthisie, sans nous préoccuper le moins du monde de leur classification selon les règles des Écoles.

CAUSES DE LA PHTHISIE PULMONAIRE.

Baillou a dit qu'on héritait plus sûrement des maux de ses parents que de leur fortune. Cette observation, d'une vérité si profonde, semble s'appliquer à la phthisie d'une manière toute spéciale, Tous les praticiens, en effet, sont d'accord sur l'hérédité de la phthisie. Certaines constitutions exposent aussi au développement de cette maladie : ainsi les individus scrophuleux, lymphatiques, contractent très-souvent cette maladie si l'on n'a pas soin de les mettre dans des conditions de climat, d'atmosphère, de température qui soient propres à leur constitution, et si on ne leur donne pas en même temps une profession, des habitudes et une nourriture qui conviennent à leur nature. D'après toutes les statistiques qu'on a faites à ce sujet, on voit qu'il existe plus de phthisiques parmi les femmes que parmi les hommes : cela tient évidemment aux circonstances qui les entourent, et qui ne sont pas appropriées à la nature de leur constitution. Je n'ai pas à faire connaître ces diverses circonstances : il me suffit de les indiquer d'une manière générale. Selon l'âge, les individus sont également plus aptes à contracter cette maladie. De tout temps on a remarqué qu'elle était plus commune de 18 à 30. Au-dessus de 30 ans, elle suit une progression décroissante jusqu'à la dernière vieillesse. Si de 18 ans on remonte vers les premiers jours de l'existence, on a une autre progression décroissante marchant en sens inverse de la première. D'après ce que nous avons dit sur les circonstances extérieures, il a été facile de pressentir que certains climats, certains pays, certaines localités devaient être une cause puissante de phthisie pulmonaire. On sait que la phthisie est rare du 60me degré de latitude nord au 50me; elle est plus fréquente du 50me au 45me.

A Vienne, sur 1000 décès 114 phthisiques.

A Munich	——	107	id.
A Paris	——	200	id.
A Marseille	——	250	id.
A Londres	——	236	id.
A Nice	——	143	id.
A Gênes	——	166	id.
A Naples	——	125	id.
A Milan, à Rome	——	50	id.

Elle est fréquente à Madrid, à Gibraltar, à Lisbonne. Elle est très-rare sur le littoral africain. Ceux qui passent d'un climat chaud à un climat froid, y sont très-exposés. Broussais a constaté que les régiments français qui allaient habiter la Hollande perdaient plus de phthisiques que les régiments qui allaient en Espagne. L'habitation des rues étroites, sales, obscures, dans les quartiers populeux des villes, prédispose à la phthisie. Cette maladie est très-rare en Égypte. Clot-Bey a remarqué que les nègres venant du Sennaar y sont presque seuls exposés. M. Casimir Broussais, dans un mémoire lu dernièrement à l'Académie de Médecine, nous apprend que les troupes anglaises en garnison dans les Antilles comptent 1 phthisique sur 14 morts. Parmi les nègres, il y a 1 phthisique sur 4 morts. Il résulte d'autres recherches que l'armée française, en Afrique, ne perd qu'un phthisique sur 102 morts, tandis qu'en France, elle perd 1 phthisique sur 5 morts.

Nous voyons donc que certains pays préservent quelques individus de la phthisie, et que ces mêmes pays sont pour d'autres une cause de phthisie. Ainsi les nègres qui vont habiter les Antilles se trouvent exposés à une cause qui provoque chez eux cette maladie, tandis que les Anglais y trouvent, au contraire, des circonstances qui empêchent son développement. Ceci nous fournit une induction d'une grande importance : c'est que nous ne devons pas conseiller indifféremment l'habitation d'une certaine localité à un grand nombre d'individus habitant des contrées différentes, parce que ce qui est utile à l'un, peut ne pas l'être également à l'autre.

Hippocrate range au nombre des causes de la phthisie, la disposition du corps à une certaine acrimonie, à une congestion habituelle des huméurs séreuses sur les poumons. Un flux dysentérique, des lochies qui viennent à se supprimer, conduisent à cette maladie. Selon Morton, les exanthèmes cutanés, la rougeole, la variole, les dartres, la gale, l'érysipèle, peuvent être cause de phthisie, quand ces maladies rencontrent un obstacle à leur éruption. Murgrave, Baumes, attribuent à la goutte, au rhumatisme, la faculté de causer la phthisie, quand ces maladies se suppriment tout à coup. Alexandre de Tralles accorde le même privilége aux fièvres intermittentes de longue durée. Arétée parle de la suppression des menstrues : selon cet auteur, c'est une cause fréquente de phthisie. Sauvages pense que la phthisie est quelquefois le résultat de la métastase purulente, de la plique, de la syphilis. Selon Willis, elle peut être la conséquence d'une maladie du tube digestif. Euzébio Valli croit que les phthisies héréditaires sont dues à un état morbide du cerveau. Tozzi, Lieutaud, Bartholin et Portal, ont constaté la diminution de la masse totale du sang. Quelques-uns ont mis l'appauvrissement de ce liquide au rang des causes de la phthisie. MM. Andral et Gavarret ont noté la diminution des globules sanguins; mais il est bien plus rationnel de regarder cet appauvrissement du sang comme un résultat de la phthisie pulmonaire, et non comme la cause de sa formation. L'hypocondrie, les chagrins, la mélancolie, déterminent souvent la naissance des tubercules. Laënnec parle d'une communauté de religieuses, à Paris, dont la règle était si sévère, et où les pauvres femmes qui s'y enfermaient avaient l'esprit tellement frappé par les terreurs du monde à venir, terreurs provoquées par les châtiments et les peines sans fin qu'on offrait sans cesse à leur imagination, que ces faibles créatures mouraient toutes jeunes et phthisiques.

On trouve aussi, parmi les professions, des causes nombreuses de phthisie. Benoiston de Châteauneuf cite les amidonniers, les boulangers, les forts des halles; les chiffonniers, les cotonneux, les fileuses, les dévideuses; les ouvriers plâtriers, maçons, brassiers; cardeurs, polisseurs, chapeliers. Lombard de Genève, les sculpteurs, imprimeurs, chapeliers, gendarmes, soldats, perruquiers, écrivains copistes, lingères, cordonniers, gantières, brodeuses; les plumassiers, tondeurs de peau de lapin, chanteurs, crieurs publics, musiciens, doreurs sur métaux, tisserands, fabricants de bas au métier, ceux qui aiguisent à sec les aiguilles, les malheureux qui taillent la pierre à fusil, dans le Berry : tous les individus , en un mot, qui , par leur profession ou leur état de misère , n'ont pas les moyens de se protéger contre des causes extérieures trop actives, ou qui sont exposés à certaines émanations métalliques végétales ou animales , trouvent , dans toutes ces circonstances , une cause qui provoque le développement de la phthisie pulmonaire. Raulin met au rang des causes de la phthisie , la dégénération de l'espèce humaine , dégénération qu'ont amenée , selon cet auteur , les guerres que se sont faites les peuples , les passions qui ont été la conséquence de ces guerres, d'où il est résulté encore l'asservissement de l'homme par l'homme. La découverte des grandes Indes a aussi , selon lui , beaucoup contribué à augmenter la fréquence de cette maladie. Cette découverte des grandes Indes a, en effet , répandu dans l'Europe des drogues de toute espèce , que la nature, apparemment, n'avait pas destinées à notre usage. Voilà , j'imagine, une de ces causes qu'on peut appeler éloignées , d'après la classification de quelques pathologistes.

Après avoir fait connaître , d'une manière aussi complète qu'il m'a été possible, les symptômes , la nature et les causes de la phthisie pulmonaire, je dois énumérer ici rapidement les différents agents thérapeutiques qui ont été opposés à la phthisie pulmonaire , non pas dans l'intention de choisir

une méthode parmi toutes ces méthodes, un médicament dans toute cette pharmacopée , mais
seulement pour constater l'inefficacité de toutes ces
médications , reposant, la plupart , sur des conceptions hypothétiques , sur des vues de l'esprit
formées *à priori*. Énumérer tous ces moyens , en
indiquant la source où on les a puisés , c'est si-
gnaler un écueil contre lequel viennent échouer
chaque jour les efforts des praticiens. Cependant
ce n'est pas à dire pour cela qu'on doive rejeter
indistinctement tous les médicaments qu'on a employés ; il en est un grand nombre dont l'expérience a établi l'utilité ; d'ailleurs , si on les rejetait
tous , il faudrait renoncer à n'en employer aucun.
Il n'est peut-être pas , en effet , un médicament
qui n'ait été employé contre cette affection. Mais
ce que nous voulons rejeter, ce sont les méthodes,
les principes, les théories qui ont décidé et dé-
cident encore de l'emploi de tel ou tel médicament. Nous pourrions diviser ces médicaments en
prophylactique , curatif , symptomatique ; mais
l'indication du moyen employé suffira pour faire
connaître à quelle méthode il doit être rapporté.

DES DIVERS TRAITEMENTS PROPOSÉS CONTRE LA PHTHISIE.

Hippocrate, Galien, Alex^re de Tralles, Rhazés,
Avicenne, ont recommandé le traitement lacté. Le

Père de la médecine employait aussi les vomitifs énergiques. Selon les cas, il cautérisait sous le menton, à chaque mamelle, aux angles des omoplates. Celse parle d'une sixième application du cautère à la partie inférieure de la gorge. Albucasis faisait des cautérisations plus nombreuses. Aetius, qui écrivait vers la fin du cinquième siècle, parle de succès obtenus dans la phthisie, l'empyème, l'asthme invétéré, par l'application de cautères. Il en plaçait près l'articulation sterno-claviculaire ; d'autres sous les mâchoires, sur les mamelles, sur les parties latérales du tronc, le long de la colonne vertébrale, sur le cartilage xyphoïde. Le même auteur guérissait, dit-il, avec le même moyen, d'anciennes paralysies, des cécités invétérées. Archigène avait réussi en employant les mêmes moyens. Bayle conseille surtout de remédier à la disposition générale qui conduit à la phthisie. Solaneau, Pouteau, Fouquet, ont conseillé les bains d'eau froide, les bains de terre. Ces bains donnent la fièvre et facilitent l'expectoration. On a aussi vanté les frictions avec le quinquina, l'opium, l'alcool. Broussais, Bouillaud, préconisent surtout le traitement antiphlogistique. Roche, au contraire, pense que les débilitants et les antiphlogistiques sont plutôt propres à favoriser le développement des tubercules. On a beaucoup préconisé les bouillons pectoraux faits avec la chair de poulet, d'agneau, de tortue, de grenouilles, d'escargots; les jujubes, les raisins secs, les dattes, les navets, les raves, les choux, le gruau, le sagou, le salep, les fraises, les melons, les concombres, les mûres, les groseilles, les framboises, les cerises, les prunes, etc.

Nose, Tissot, Robinson, Reid, affirment avoir guéri des phthisiques avec l'émétique. Fuller, Simmons, Fothergill, Witherst, Hoffmann, vantent le camphre, les baumes, la myrrhe, l'assa-fœtida, les aromatiques et divers antispasmodiques administrés à l'intérieur. Morton, Cramer ont eu recours aux bourgeons de pin, de sapin, au lichen d'Islande. Cullen a conseillé le polygala amer associé aux émollients, à la ciguë. Wepfer, Buchan, ont obtenu quelques succès avec le lait de femme. Rathe faisait grand cas de la rue des murailles : Magendie de l'acide prussique médicinal; Baréty du soufre. Stoll a conseillé les saignées; Thémison l'exercice de l'escarpolette; Arétée la navigation, et Celse des voyages d'Italie et d'Égypte.

Arculanus cite un malade qui guérit après avoir mangé 40 livres de sucre rosat. Avicenne a fait une observation semblable. Cardan a vanté la décoction de queues d'écrevisses édulcorées avec du sucre. Stœrk, Viventius, Kortum, ont beaucoup employé la ciguë. Sarcone, Morgagni employaient les alcalis légers, le savon amygdalin, des pilules faites avec de la gomme ammoniaque, des bains

d'eau de mer, des bains sulfureux. D'autres ont
préconisé tour à tour l'opium, l'extrait de jusquiame,
de belladone, de ciguë, de laitue vireuse, d'aconit;
le sirop diacode, l'acétate de morphine, les pavots
blancs, les saignées, les cautères, les sétons, les
vésicatoires; les ventouses sèches, scarifiées; les
moxas; les potions pectorales, gommeuses, mucilagineuses. Beaucoup de praticiens emploient, de
nos jours, les eaux minérales sulfureuses de Bonnes,
de Cauterets, Bagnères-de-Luchon, Aix, Mont-d'Or,
Enghien, depuis un jusqu'à trois verres par jour,
mêlées au lait ou à l'eau de gruau. On employa
aussi le baume du Pérou, de la Mecque, de copahu;
le baume blanc du Canada à la dose de 16 à 20
décigrammes, mêlé avec du sucre, deux ou trois
fois par jour; la décoction d'eau de goudron.

MM. Dupasquier et Boissière, dans un mémoire
du mois de Décembre 1842, disent avoir guéri des
cavernes, et, dans tous les cas, soulagé avec le
proto-iodure de fer. M. Chéneau, dans un autre
mémoire (1843), ne croit pas à la persistance des
tubercules; il guérit, assure-t-il, avec la digitale,
l'aconit et un régime tonique. M. Péreyra, médecin
de l'hôpital St-André de Bordeaux, emploie l'huile
de foie de morue. Dans une brochure qu'il vient
de publier, ce médecin cite plusieurs cas de guérison. M. Lallemand ne pense pas que la phthisie
soit incurable; c'est dans Hippocrate qu'il a puisé

les principes de la thérapeutique qu'il dirige contre
la phthisie. Si une inflammation interne existe (dit
Hippocrate), il faut la rendre externe par des
moyens tels, que les efforts de l'art surpassent ceux
du mal. Ce sont donc les sétons, les cautères, les
vésicatoires nombreux, qui deviennent, entre les
mains de M. Lallemand, des moyens médicateurs.
Pringle, Jaeger, Quarin, ont préconisé le quinquina ; Schewenke, De Haën, le marrube ; Jeannet-
des-Longrois, Pouteau, Portal, le cresson de fon-
taine. En un mot, la thérapeutique qu'on a dirigée
contre la phthisie pulmonaire, à toutes les époques
de l'histoire médicale, a été plus ou moins empreinte des idées théoriques qui ont régné tour à
tour. C'est ainsi que ceux qui voyaient le trouble
des humeurs et des qualités du corps, fondaient
leur médication sur ces idées, et conseillaient les
substances auxquelles ils supposaient la faculté de
rétablir ce trouble des humeurs. Les partisans de la
doctrine de Thémison conseillaient l'exercice. Ceux
qui voyaient, comme Sylvius, une proportion
troublée dans l'union des alcalis et des acides,
conseillaient, pour rétablir les choses dans l'état
normal, les fondants, les alcalis, l'eau de chaux,
les eaux sulfureuses naturelles et artificielles, le sel
ammoniac, le nitrate de potasse, l'hydrochlorate
de soude, etc. Quelques-uns, pensant qu'il existait
dans le sang un principe d'acrimonie, un âcre ta-

bifique, purulent, conseillaient les adoucissants ;
les incrassants, les tempérants, les inviscants ; les
béchiques, le lait, le sucre ; les huiles, qui devaient
former un enduit protecteur pour envelopper l'a-
crimonie des humeurs. Quelques-uns, ne voyant
que l'exaltation ou la diminution des forces, conseillaient tantôt les débilitants, tantôt les toniques.
Les noms même des médicaments employés in-
diquent la doctrine qui les a mis au jour. C'est
ainsi que ces théories médicales nous ont dotés des
détersifs, des apéritifs, des fondants, des humec-
tants, des rafraîchissants, des relâchants, etc. Les
saignées, les sangsues, les ventouses, médications
presque exclusives entre les mains de quelques praticiens, sont la conséquence de la théorie de l'irritation. Énumérer tous les moyens qu'on a dirigés
contre la phthisie, serait faire l'histoire de la médecine tout entière.

L'alchimie elle-même, et cela devait être, a eu son
influence sur le traitement de cette maladie. Comment interpréter autrement ces prescriptions de clo-
portes écrasées vivantes, de queues d'écrevisse, de
poudre de vipère, de pattes de grenouilles, de corne
de cerf, d'yeux d'écrevisse, et d'une foule d'autres
médicaments tout aussi bizarres? Il faut cependant
avouer que beaucoup de médecins, frappés sans
doute du peu de succès de ces médications, puisées
dans une théorie vague, ont établi des méthodes

de traitement d'après des considérations tout-à-fait
expérimentales, et par conséquent étayées sur des
doctrines beaucoup plus rationnelles. Ainsi quelques-
uns observant les modifications apportées à cette
maladie par le climat, la température ou les professions, ont pensé qu'il fallait agir directement sur
l'organe pulmonaire. M. Billard, chirurgien en chef
de la marine à Brest, a employé les fumigations
sèches. Mead a vanté les fumigations d'encens et
de styrax ; Van-Swieten les croyait aussi utiles.
Willis a prescrit les vapeurs de soufre et d'arsenic,
Winthringam les vapeurs astringentes après l'hémoptysie qui suit la suppression du flux menstruel.
Chrichton a publié d'heureuses expériences sur la
vapeur de goudron. Abernethy et Mudge, ont conseillé les vapeurs d'eau chaude. Thomas Percivall,
Beddoës, Jacques Watt, Girtanner, ont fait respirer le gaz acide carbonique ; Cailleus, Chaptal,
Bergius, Fourcroy, le gaz oxigène. Gilchrist, Russel, conseillent l'air de la mer ; Gannal et Cottereau
le chlore. Gilchrist et Russel ont été conduits à
conseiller l'air de la mer, parce que ces deux médecins observateurs avaient remarqué : le premier,
que la phthisie était presque inconnue parmi les
habitants d'une côte sèche et pleine de roches. Ces
habitants respiraient une atmosphère maritime, et
se nourrissaient de poissons à coquilles. Russel
avait remarqué que les femmes occupées à ramasser

des poissons à coquilles sur les bords de la mer, n'étaient pas atteintes par la phthisie. Ce traitement, basé sur des faits fournis par l'observation, est évidemment le plus rationnel, et celui dont on doit plus sûrement attendre des résultats avantageux. Cependant, pour recueillir de ces observations tout le fruit qu'on a le droit d'en attendre, il faut que les faits qui les constituent soient étudiés sous toutes leurs faces et dans les rapports qu'ils peuvent avoir. Il serait possible, en effet, que, d'après ces premières considérations, on fût porté à conseiller aux phthisiques, indistinctement, tous les bords de la mer. Nous avons déjà vu que le même pays ne pouvait pas convenir à tous les phthisiques venant de pays divers; de plus, un grand nombre de points, sur le littoral maritime, sont très-funestes aux phthisiques : Marseille, Naples, Malte, nous en offrent des exemples. L'atmosphère, certaines émanations, la direction des vents, ont sans doute une influence qui neutralise tout le bénéfice des émanations maritimes.

Quoi qu'il en soit, Gilchrist pense, et avec raison, que si on obtient si peu de succès dans cette maladie, c'est parce qu'on se préoccupe beaucoup trop des remèdes introduits dans l'estomac ; on devrait beaucoup plus songer à ceux introduits par les bronches. Bennet conseille d'imiter la nature, et de faire des fumigations graduées. Mascagni a dit : si on découvre jamais un remède efficace pour le traitement de la phthisie, c'est par les bronches qu'il faudra le faire pénétrer.

Il est malheureux que les conseils, les expériences et les sages idées de ces praticiens n'aient pas depuis long-temps fixé la voie dans laquelle il fallait s'engager pour arriver à des résultats heureux dans le traitement de la phthisie. Cette méthode expérimentale est, en effet, la plus sûre, la seule qui ne puisse pas nous égarer dans le traitement de toutes les maladies. Si ces auteurs n'ont pas obtenu tous les effets qu'on devait attendre de la méthode qu'ils ont préconisée, c'est que leur attention, disséminée sur plusieurs points de la science, n'a pas été assez concentrée sur ce seul objet ; c'est qu'ils n'ont pas analysé un assez grand nombre de faits. Voilà pourquoi ils ont préconisé des fumigations sèches, le chlore, l'oxygène pur, l'acide carbonique : c'était évidemment s'éloigner des conséquences que leur fournissaient les faits observés dans la nature. Cependant soyons reconnaissants envers tous ces écrivains célèbres : les études profondes qu'ils ont faites sur la phthisie, les connaissances qui en sont résultées, offrent à nos recherches et à nos méditations des matériaux d'une grande valeur.

Après avoir étudié la maladie et indiqué les divers traitements qu'on lui a opposés, nous avons été frappé d'une idée qui a été le résultat de ces

7

études : c'est que, malgré toutes les découvertes
qu'on a faites depuis Hippocrate, soit en physiologie, soit en anatomie, soit en anatomo-pathologie, soit enfin dans tout ce qui a rapport à la
connaissance plus intime de la phthisie pulmonaire;
eh bien ! malgré toutes ces découvertes, c'est encore le traitement hippocratique qui domine ce
point de notre pathologie. Si nous cherchons la
raison de ces choses, il nous faudra bien avouer
notre infériorité vis-à-vis de cet homme étonnant,
nous qui, avec tant de moyens qui n'étaient pas
en son pouvoir, n'avons pas pu remplacer la thérapeutique d'Hippocrate par des moyens qui fussent
au moins en rapport avec nos connaissances. C'est
qu'Hippocrate, outre la supériorité de son génie,
avait fondé sa doctrine sur l'expérimentation ; et
les doctrines médicales fondées sur les phénomènes
de notre nature, sont invariables comme les lois qui
font ressembler l'homme d'aujourd'hui à l'homme
du temps d'Hippocrate.

CONSIDÉRATIONS PHYSIOLOGIQUES,

TRAITEMENT QUI EN RÉSULTE.

—◁◦◦◦◦▷—

Nous allons maintenant faire tous nos efforts pour nous acquitter de la partie la plus difficile de la tâche que nous nous sommes imposée. Deux ordres de considérations, avons-nous avancé, seront la base de nos recherches pour arriver à une méthode de traitement contre la phthisie pulmonaire : l'observation de certains phénomènes physiologiques, et celle de phénomènes se passant hors de notre organisation, mais pouvant la modifier dans des circonstances particulières. L'une et l'autre de ces deux voies devra nous conduire au même but, parce que toutes les deux sont expérimentales : de plus, l'une sera la confirmation de l'autre. Les phénomènes physiologiques nous occuperont les premiers.

Le poumon est l'organe principal que la nature a destiné à remplir la fonction de la respiration.

Je dis principal, parce que d'autres parties de nos
tissus peuvent remplacer les poumons chez certains
êtres, et y suppléer en quelque sorte chez l'homme
même. Les poumons remplissent, avec le cœur, à
peu près toute la capacité thoracique. On en distingue deux : l'un droit, l'autre gauche. Leur volume et leur forme diffèrent un peu, mais leurs
usages sont absolument les mêmes. Les poumons
se composent d'un grand nombre d'éléments : des
canaux aériens, des vaisseaux lymphatiques, des
nerfs, des glandes, des follicules muqueux, du
tissu cellulaire, telles sont les diverses parties qui
constituent l'organe pulmonaire. Une membrane
d'enveloppe à laquelle on a donné le nom de plèvre
revêt les poumons à l'intérieur ; à l'extérieur, ils
sont tapissés par la muqueuse bronchique. Tous les
différents vaisseaux et organes que nous venons
d'énumérer, et qui, avec le tissu cellulaire, constituent le parenchyme pulmonaire, se trouvent donc
placés entre une muqueuse et une séreuse. Nous ne
devons entrer ici dans aucun détail anatomique :
cette partie a été traitée d'une manière très-supé-
rieure par un grand nombre de savants qui se sont
occupés de la description de ces organes. Nous ne
ferons qu'indiquer sommairement les usages des diverses parties qui constituent l'organe pulmonaire.

Nous remarquons d'abord un canal aérien qui
commence à l'ouverture du larynx, communi-

quant, d'une part, avec la cavité buccale, de l'autre avec la cavité thoracique, où il va se diviser et se subdiviser en une multitude de ramifications qui ont reçu des noms particuliers, jusqu'à ce qu'enfin il se termine, selon les uns, par de petites cellules qui communiquent entre elles ; selon d'autres, par de petits culs-de-sac qui n'ont point de communication directe (1). Ce canal aérien est revêtu d'une muqueuse qui varie d'épaisseur, selon les subdivisions bronchiques auxquelles elle appartient. C'est par ce canal que s'introduit la masse d'air qui doit pénétrer dans les vésicules pulmonaires.

Deux ordres de vaisseaux artériels se rendent aux poumons. Les uns viennent du ventricule droit, les autres du ventricule gauche. C'est le seul exemple dans l'économie où un organe reçoive en même temps du sang des deux ventricules du cœur. Le sang qui est chassé dans les poumons par le ventricule droit, a été apporté dans l'oreillette droite par les différents systèmes veineux qui l'ont recueilli dans toutes les parties de nos organes. Il arrive aux poumons par l'artère pulmonaire qui se divise et subdivise en une multitude de petits canaux qui finissent par former autour de la vésicule pulmonaire un lacis de petits vaisseaux auquel Malpighi a donné le nom de *rete admirabile*, réseau

---

(1) MM. Dubrueil et Reisseissen professent cette dernière opinion.

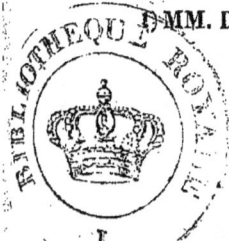

admirable. Ce liquide, après avoir subi l'influence de l'air atmosphérique, retourne à l'oreillette gauche du cœur par les veines pulmonaires qui se réunissent en rameaux de plus en plus volumineux.

Des artères dites bronchiques se rendent aussi aux poumons. Ces très–petites artères sont au nombre de deux ou trois. Elles naissent au niveau de la crosse de l'aorte, se divisent et subdivisent dans le tissu pulmonaire; après quoi ce sang est repris par de petites veines qui portent le nom de veines bronchiques, et vont se jeter, tantôt dans les artères bronchiques, tantôt dans la veine azygos, ou la veine cave inférieure et supérieure. Les nerfs sont fournis par deux plexus constitués par les anastomoses du grand sympathique et du pneumogastrique; toutes les parties du tissu des poumons reçoivent des nerfs qui se subdivisent tellement, qu'on finit par perdre entièrement leur trace. Quant aux vaisseaux et ganglions lymphatiques, on en trouve sous la plèvre, dans le tissu cellulaire des poumons, sous la muqueuse des bronches; plusieurs ganglions sont placés sur le trajet de ces vaisseaux lymphatiques, qui finissent par se réunir en trois ou quatre troncs, et traversent des ganglions bronchiques plus volumineux que les précédents. Ces deux ou trois troncs des vaisseaux lymphatiques se jettent enfin, tantôt dans le canal thoracique, tantôt dans la sous-clavière. L'origine

de ces petits vaisseaux n'est pas bien connue. On
ne sait pas s'ils naissent à la surface de la plèvre
ou dans son intérieur, à la surface interne ou
externe des vésicules pulmonaires : tout ce qu'on
sait, c'est qu'on les trouve en grand nombre
autour des vaisseaux et tubes qui composent le
parenchyme pulmonaire. Avant de terminer ces
idées générales sur l'anatomie des poumons, il est
important d'observer qu'un certain nombre de vésicules forment une petite masse isolée qu'on appelle lobule. Ce lobule est séparé des lobules qui
l'entourent par du tissu cellulaire ; la réunion de
ces lobules forme un lobe, lesquels lobes sont au
nombre de trois dans le poumon droit, et de deux
dans le gauche.

D'après l'énumération des diverses parties organiques qui composent le poumon, nous voyons
que sa structure est très-compliquée, et nous pouvons conclure, *à priori*, que les fonctions qu'il
remplit doivent être en rapport avec cette compli-
cation organique. L'examen de ces fonctions va
confirmer ce jugement.

Les poumons paraissent principalement destinés
à mettre en rapport avec l'air extérieur différents
matériaux, tels que le chyle, la lymphe. Ces matériaux, qui n'ont pas subi des changements assez
profonds pour être appropriés à notre organisation, arrivent dans les poumons par l'artère pul-

monaire ; là , après avoir subi les changements que
leur imprime l'air atmosphérique, ils sont reportés
au cœur par les veines pulmonaires, pour être dis-
tribués ensuite dans toutes les parties de nos organes. Mais l'air n'a pas seulement une action sur
le chyle ou la lymphe , il imprime au sang un
changement appréciable à nos sens ; ainsi , le sang
qui était noir en arrivant dans les poumons, retourne au cœur après avoir pris une couleur ver-
meille. On appelle hématose le phénomène de
modification du sang , soit dans sa couleur , soit
dans sa nature intime. La respiration est le phénomène à l'aide duquel l'air extérieur est précipité
dans les bronches et dans toutes leurs subdivisions.
L'inspiration est l'acte qui constitue l'introduction
de l'air dans les poumons : par l'expiration, l'air,
devenu impropre à l'hématose, est rejeté au dehors. Je ne peux pas entrer dans tous les détails
que comporterait la question de la respiration ou de
l'hématose , je ne veux que citer quelques-uns des
faits physiologiques démontrés dans les ouvrages
qui traitent de cette partie de la science. Le nombre
des inspirations ou expirations est environ de 20
par minute ; ce nombre, du reste, n'est pas le
même pour tous les individus; il peut varier, soit
en plus, soit en moins. On a essayé de déterminer
la quantité d'air introduite pendant l'inspiration.
Ces déterminations , plus ou moins exactes , ont

varié selon les moyens qu'on employait, et selon les personnes qui étaient le sujet de l'expérience.

Richerand a évalué à 30 ou 40 pouces cubes la quantité d'air qui pénètre dans les poumons à chaque inspiration. Si nous évaluons, d'après ces calculs, le volume d'air à un litre, comme le litre d'air pèse un gramme, nous aurons un gramme d'air en poids pour chaque inspiration, ou 20 grammes pour chaque minute, ou 1200 grammes pour chaque heure, ou 28800 grammes dans les vingt-quatre heures, c'est-à-dire plus de 28 kilogrammes en poids. Voilà, certes, un fait qui doit susciter les réflexions les plus sérieuses. Et comme l'air est un aliment, d'après les savantes idées d'Hippocrate lui-même, qui cependant n'avait pas pesé ce fluide, il en résulte qu'une beaucoup plus grande quantité de matériaux nutritifs est mise en contact avec la muqueuse pulmonaire, qu'avec la muqueuse du tube digestif. Hippocrate nous dit au sujet de l'air :

« Ce qui alimente est un véritable aliment, quoi-
» qu'il n'en porte pas le nom. L'air est un aliment,
» le souffle une nourriture. » Assurément on ne se serait pas attendu à trouver cette pensée dans Hippocrate, lui qui était dépourvu des moyens chimiques et physiques que nous avons à notre disposition pour vérifier ce fait; mais cet homme étonnant savait tout.

Selon Lavoisier et Seguin, la quantité d'oxigène
en poids empruntée à l'air dans les vingt-quatre
heures est de 928 grammes; selon Davy, d'un peu
plus d'un kilogramme. D'après Henderson, 3 ou 4
pouces cubes d'azote sont absorbés par minute.
Joignant à l'oxigène le poids de ce gaz et celui des
autres éléments qui se trouvent aussi dans l'air,
on voit que, dans l'espace de vingt-quatre heures,
les poumons puisent, dans le milieu où se trouve
l'individu, beaucoup plus d'un kilogramme de matériaux. Les fonctions du poumon ne se bornent
pas à puiser des matériaux gazeux au dehors; c'est
aussi par les poumons que sont rejetés une foule
de produits, tantôt sous la forme de gaz, tantôt
sous la forme de mucus ou de crachats. C'est, en
dernière analyse, par la surface muqueuse des poumons qu'est absorbée ou éliminée une grande quantité de matière. Ce n'est pas seulement à la surface
muqueuse des poumons que se passe ce phénomène; le tube digestif, dans toute sa continuité,
absorbe et rejette aussi au dehors les matériaux qui
sont ingérés sous la forme solide ou liquide. Des
sucs particuliers lubréfient sans cesse le tube intestinal, et se mêlent aux matériaux qui doivent
être rejetés au dehors. On peut en dire autant de
la peau qui nous revêt à l'extérieur. La transpiration est continuelle; seulement la quantité varie
selon les circonstances où nous sommes placés.

Non-seulement la surface cutanée est le siége du phénomène de la transpiration ou de l'élimination de certains éléments qui étaient en nous, mais encore des substances mises en contact avec cette surface sont absorbées, soit sous la forme de gaz, de solide ou de liquide. Bradner Stuart, après un bain de deux heures dans une infusion saturée de garance, découvrit ensuite cette substance dans l'urine qui se colora en rouge vif par l'addition de carbonate de potasse. Le même observateur se mit des emplâtres d'ail dans le creux de l'aisselle, ayant soin de respirer l'air du dehors avec un tube de verre; au bout d'une heure et demie, son haleine et son urine exhalèrent l'odeur d'ail (1). On sait, d'après plusieurs expériences tentées à ce sujet, combien les animaux qui vivent dans les lieux humides perdent vite de leur poids quand ils sont exposés à un air sec. Voilà donc une action qui se trouve commune à la muqueuse du tube digestif, aux poumons et à la peau. Cela nous conduit naturellement à une conséquence que je veux laisser pressentir un moment, et qui va sortir tout à l'heure de l'observation de quel-

---

(1) Bichat, ayant fait la même expérience que Bradner au milieu des salles d'amphithéâtre, c'est-à-dire se servant d'un tube pour respirer l'air à l'extérieur, reconnut, chez lui, que diverses excrétions avaient contracté l'odeur cadavérique.

ques faits relatifs à certains animaux. L'expérience
a démontré qu'un grand nombre d'insectes respirent par la peau : ce sont des trachées différemment
conformées, qui viennent s'ouvrir à la surface
cutanée, et qui, après avoir absorbé certains éléments, et surtout de l'oxigène, mettent ainsi ce
gaz en contact avec les matériaux qui nourrissent
ces êtres. Quelques espèces de poissons paraissent
de temps en temps à la surface de l'eau, prennent
l'air qu'ils précipitent dans leur estomac par un
véritable mouvement de déglutition. Ils avalent
l'air. Certaines larves d'insectes qui vivent dans
l'eau introduisent l'air à l'intérieur par une conformation toute particulière de l'anus. D'autres ont
des organes qui semblent se suppléer. Les grenouilles, par exemple, absorbent l'oxigène par les
poumons et par la peau, et même il semble qu'elles
en absorbent davantage par la peau que par les
poumons; c'est, du moins, ce qui résulte des expériences suivantes :

On a tenu les grenouilles la tête plongée pendant
un certain temps dans un liquide où elles ne pouvaient pas respirer : pendant ce temps, le reste de
leur corps était exposé à l'air libre. On a fait l'expérience inverse : on a laissé leur tête libre à l'extérieur pendant que le corps était plongé dans un
liquide où il ne pouvait pas absorber d'air ; elles

sont toujours mortes plutôt dans la seconde expérience que dans la première.

On connaît déjà la conclusion que nous avons
voulu tirer de ces faits physiologiques : c'est que
la ressemblance des phénomènes qui se passent,
soit sur la peau, soit sur la muqueuse intestinale
ou pulmonaire, nous indique que ces tissus ont
une construction tellement appropriée à l'action
des agents extérieurs, que les fonctions de la peau
ou d'une muqueuse peuvent, dans certaines circonstances, suppléer jusqu'à un certain point au défaut d'action des autres parties. C'est un fait que
nous observons chez les animaux placés à un des
degrés inférieurs de l'échelle des êtres. C'est sans
doute ce qui a fait dire à Krimer que les phthisiques pouvaient suppléer par le tube digestif à l'action de l'organe pulmonaire. Cet observateur fit
la ligature de la trachée-artère sur deux chiens :
il observa que l'un de ces animaux à qui il avait
insufflé de l'air dans l'estomac vécut plus long-temps
que l'autre. Quelques médecins ont prolongé la vie
de leurs malades en les faisant baigner dans du lait
ou autres substances alimentaires, ou en appliquant,
sur diverses parties du corps, des éponges imbibées
de matériaux nutritifs. Les marins privés d'eau ont
pu quelquefois apaiser leur soif dévorante en s'en-
tourant de couvertures humides. Voilà plusieurs
faits qui prouvent que la peau, la muqueuse des

poumons ou de l'estomac, peuvent se remplacer l'une l'autre lorsqu'il faut emprunter au monde extérieur. En est-il de même lorsqu'il s'agit de remplacer l'action éliminatrice de l'une de ces membranes ? Des faits tout aussi concluants viennent nous démontrer cet important phénomène physiologique. Lorsque la transpiration cutanée diminue, celle de la muqueuse intestinale, des voies urinaires augmente, et *vice versâ*. Tout le monde sait que les chiens, pendant les fortes chaleurs et après de grandes courses, respirent d'une manière précipitée : c'est que la peau de ces animaux n'est pas organisée comme celle de quelques autres pour laisser échapper les produits qui constituent la sueur. Chez les chiens, la muqueuse pulmonaire supplée aux fonctions de la peau. Et il faut que cela soit ainsi : ce sont des phénomènes physiologiques dont nous donnerons tout à l'heure la raison.

Le point de vue où nous nous sommes placé pour envisager le phénomène de l'absorption et de l'exhalation, nous fait entrevoir déjà quelles actions, quelles causes extérieures peuvent être pour nous la source d'un grand nombre de maladies. Nous pouvons en même temps prévoir une multitude d'indications thérapeutiques les plus rationnelles. Ces idées vont devenir plus claires par les considérations suivantes :

Nous avons vu, d'après les faits cités plus haut,

la similitude des fonctions qui existe entre la peau et les différentes muqueuses; de plus, l'une des parties de ce système général peut suppléer au défaut d'action de l'autre. Non-seulement il y a communauté d'action entre la peau et les muqueuses, mais encore ces deux systèmes se continuent partout, s'unissent d'une manière non interrompue pour revêtir tous nos organes, tant à l'intérieur qu'à l'extérieur : de telle sorte que tous nos organes se trouvent enveloppés entre les deux plans que leur forment les différentes muqueuses et la peau. Pour donner une idée très-exacte de la manière dont se comporte ce système cutano-muqueux vis-à-vis de nos organes, je vais supposer un cylindre traversé de part en part par un canal, selon son grand diamètre. Imaginons qu'à l'aide d'une étoffe, d'un tissu, on enveloppe ce cylindre au dedans et au dehors, et que, par un moyen quelconque, on puisse faire que ce tissu soit partout continu à lui-même, le cylindre aura encore la même forme; il sera traversé selon son grand diamètre par un canal qui communiquera à l'extérieur par ses deux extrémités. La matière qui forme le cylindre sera partout mise à l'abri du contact extérieur par l'étoffe qui le revêt, soit au dedans, soit au dehors. Si le tissu que nous avons imaginé possède une élasticité indéfinie, les diverses parties du cylindre pourront changer de forme sans cesser pour cela d'être à l'abri du contact des agents extérieurs. Divers points du cylindre pourront s'allonger, se rétrécir, se creuser en cavités irrégulières, ou augmenter de volume ; la matière dont il est revêtu s'appliquera sur tous ces renflements ou dépressions. Si la partie cylindrique supérieure s'élève et s'arrondit en forme de sphère, et que, sur diverses parties de cette sphère, il se creuse des cavités ou de légers renflements, nous aurons l'idée exacte de la manière dont se comporte le tissu cutané vis-à-vis des divers organes des sens qui ont leur siége à la tête.

Maintenant, qu'à l'intérieur du cylindre il se forme des dépressions irrégulières profondes, et nous concevrons comment se développe la muqueuse pulmonaire communiquant par la bouche avec la peau qui nous revêt à l'extérieur, et par le pharynx avec la muqueuse du tube digestif. Enfin, après des enfoncements et circonvolutions diverses, nous parviendrons à la partie cylindrique inférieure. Là, le tissu que nous avons imaginé se repliera à l'extérieur pour s'enfoncer de nouveau dans quelques cavités. Maintenant, nous n'avons plus, pour donner une idée tout-à-fait exacte du rapport de ce système cutano-muqueux vis-à-vis de nos organes, qu'à faire naître à chaque extrémité du cylindre deux appendices qui s'allongent en forme de membres ; le tissu que nous avons imaginé continuera de revêtir exactement ces diverses parties. Notre tronc représente la partie cylindrique ; nos membres les quatre appendices. La peau et les diverses muqueuses se comportent, vis-à-vis de nos organes, absolument comme ce tissu dont nous avons revêtu le cylindre. Et si l'on pouvait faire que tous nos organes s'anéantissent à l'exception du système cutano-muqueux, il nous resterait une grande enveloppe qui limiterait de toutes parts un espace vide et circulaire. Un sac sans ouverture, roulé autour d'une tige de manière que ses deux bords accollés laissent communiquer sa cavité intérieure, nous en donne une idée tout-à-fait identique. Les organes et les tissus qui composent notre tronc représentent donc le cylindre, avec cette différence qu'au lieu d'avoir une cavité régulière au dedans, les muqueuses, qui sont la continuation de la peau, forment des renflements, des circonvolutions, des resserrements nombreux. Ainsi, nous sommes placés entre ces deux plans du système cutano-muqueux. Cette comparaison doit paraître d'une grande trivialité : cependant l'importance de ces idées nous a engagé à la simplicité des termes, afin d'être plus exact dans la démonstration d'un fait anatomique.

Les études physiologiques et anatomiques nous ont donc fourni ces deux résultats importants, savoir : la communauté d'action du système cutano-muqueux, sa continuation non interrompue, ou son déploiement sur toutes les parties de nos organes,

8

de manière que ce système cutané est le seul qui soit en rapport immédiat avec les objets extérieurs.

De ces faits nous allons passer à un autre phénomène physiologique reconnu, démontré par une foule d'expérimentateurs. Il existe à chaque instant de la vie, dans toutes les parties de nos organes, un phénomène de composition et de décomposition, phénomène jamais interrompu.

Par la composition, des matériaux puisés dans le monde extérieur, deviennent partie intégrante de nous-mêmes ; par la décomposition, des matériaux de nos organes, devenus impropres à les constituer, sont enlevés et rejetés au dehors. Composition et décomposition, voilà donc une loi physiologique reconnue par tous les observateurs. Qu'on remarque bien que je n'ai nullement l'intention d'expliquer la manière et la raison d'agir de ces divers matériaux mis en contact avec le système cutané, ni d'expliquer les lois qui déterminent leur absorption, parce que ce serait entrer dans le domaine de l'hypothèse, et qu'une fois sur ce terrain, les observations qu'on y fait, les théories qu'on y bâtit, sont des vains échafaudages de l'intelligence ressemblant beaucoup à ces palais enchantés que l'imagination de certains peuples s'est plue à créer pour en faire la demeure des génies. Dans ces rêves de l'imagination, tout est vrai aussi, si l'on a bien voulu, dès le commencement, admettre la toute petite hypothèse de l'existence des génies.

Renonçant à toute interprétation trop profonde du phénomène de la composition et de la décomposition, nous ne nous attacherons qu'aux conséquences qui sont le résultat de cette loi générale de l'économie.

Si, dans un point du système cutano-muqueux, le phénomène de l'excrétion cesse d'avoir lieu, en vertu d'une cause quelconque, il en résultera que les matériaux qui devaient être éliminés par cette partie, seront obligés de prendre une autre voie, ou bien de s'accumuler, de séjourner dans une partie quelconque de nos organes. S'ils prennent une autre voie pour être éliminés, ils devront forcément traverser une autre partie du système cutané, la muqueuse du poumon, par exemple, ou la peau, ou le tube digestif, ou toute autre partie. Mais outre la loi physiologique de décomposition continuelle de nos organes, il en existe une autre démontrée par l'observation de tous les jours. Toutes les fois qu'un corps étranger est mis en rapport avec quelqu'un de nos tissus, il y a irritation résultant de ce contact : or, les différents fluides sécrétés par quelques-uns de nos organes jouent, par rapport à d'autres organes, le rôle de corps étrangers. Si le sang discontinue de circuler dans les canaux que lui a assignés une puissance inconnue, s'il se présente à des organes, à des cavités qui ne sont pas destinées à son contact, il arrive que le sang irrite ces parties et amène leur inflammation. Un épanchement sanguin dans la substance cérébrale constitue l'apoplexie, maladie dont la mort est souvent le résultat. L'urine, sortant de ses voies accoutumées, provoque, dans les parties où elle se répand, des irritations très-intenses, d'où résultent quelquefois des désordres promptement suivis de la mort : ainsi des matières fécales qui viendraient à se répandre dans le péritoine ou toute autre partie que le tube intestinal. Ce que nous disons du sang, de l'urine, on peut le dire de tous les autres produits d'une sécrétion quelconque. Non-seulement ces différents fluides irritent les parties autres que les réservoirs qui leur sont destinés, mais même ils irritent ceux qui les contiennent, quand ils restent trop long-temps en contact avec eux. Les matières fécales dans le tube digestif, l'urine dans la vessie, les matières muqueuses dans les bronches, nous en fournissent des exemples. Si donc il y a irritation quand des matériaux quelconques vont se présenter à des organes qui ne sont pas habitués à leur présence ; nous voyons ce qui va résulter de la suppression ou de la diminution de l'acte éliminatoire d'une partie du système cutano-muqueux : il en résultera que les matériaux de l'élimination, incessamment produits par le mouvement de décomposition, iront irriter quelqu'un de nos organes

en s'accumulant, ou bien ils se présenteront, pour
être éliminés, à un point de la surface cutanée,
et là encore ils causeront un plus grand degré
d'action, et une irritation résultant de leur présence inaccoutumée. Ces divers phénomènes sont
la conséquence rigoureuse inévitable du fait reconnu de décomposition permanente, et du phénomène d'irritation apporté par le contact d'un
corps étranger, d'une molécule, d'un détritus quelconque sur un organe qui n'était pas accoutumé
ou destiné à son action immédiate.

Ces conséquences générales du fait de décomposition sont de la plus haute valeur. Elles trouvent
tous les jours leur application, soit pour la connaissance des causes des maladies, soit pour le
choix des méthodes thérapeutiques qu'il convient
d'appliquer à ces maladies. Pour nous, qui avons
été conduit à ces faits généraux par l'étude de la
phthisie pulmonaire, nous ne les envisagerons que
dans leurs rapports avec cette affection. Du reste,
ces faits, qui sont le résultat d'une induction légitime, trouvent leur confirmation dans l'expérience
des praticiens, et surtout dans les travaux de Sanctorius, cet homme célèbre dont on a beaucoup ri
en disant qu'il avait passé les trois quarts de sa vie
dans une balance. Oui, Sanctorius a passé sa vie
dans une balance, et c'est en étudiant avec patience l'augmentation ou la diminution du poids de

son corps, dans une multitude de circonstances, qu'il a pu parvenir à établir des aphorismes physiologiques qui devinrent une règle certaine dans sa pratique médicale. Combien sont inférieurs tous ces médecins à grandes théories, qui, trouvant ridicule d'aller chercher dans une balance les règles de la science, vont la chercher dans de profondes abstractions, pays de ténèbres et de chimères !

Si l'absorption des matériaux qui doivent servir à la composition cesse d'avoir lieu dans une partie du système cutané, un autre point de ce même système sera chargé de suppléer à l'action de la partie qui est devenue impuissante ; ou bien l'individu, si la proportion des matériaux pris à l'extérieur cesse d'être en rapport avec celle des matériaux éliminés, sera conduit, par un dépérissement progressif, au marasme et à la mort.

Prenons des exemples, et voyons ce qui arrive quand la transpiration cutanée cesse d'avoir lieu. Les matériaux de la sueur ne pouvant pas se répandre au dehors par la partie accoutumée, devront forcément prendre une autre voie ; ils se présenteront donc à un autre point du système cutanomuqueux, s'ils doivent être éliminés. Quand les poumons doivent leur livrer passage, ils pourront causer l'irritation, l'inflammation, l'engorgement de ces organes, d'où il résultera une pleurésie, une pneumonie, la phthisie, un simple catarrhe, ou toute autre affection. Une maladie quelconque du

poumon peut donc avoir sa cause dans une certaine
manière d'être de la peau. Ce que je dis des poumons vis-à-vis de la peau peut se dire d'une partie
quelconque du système cutano-muqueux vis-à-vis
de toutes les autres.

Mais si les matériaux qui n'ont pas pu être éliminés par l'organe cutané ne se présentent pas à
une muqueuse pour être rejetés au dehors, il faudra
qu'ils se mêlent à nos liquides pour circuler avec
eux, et, dans ce cas, il surviendrait une fièvre
intense et des symptômes généraux qui amèneraient
sans doute une mort rapide si ces matériaux de
l'élimination continuaient d'augmenter la masse du
sang. Ou bien, enfin, ils seront obligés de s'accumuler, de s'épancher à l'intérieur de nos organes,
dans le péritoine, par exemple, dans le tissu cellulaire ou dans les articulations. Tous ces épanchements divers et ces maladies qui doivent résulter
de la suppression de la transpiration cutanée, peuvent aussi être causés par une affection des poumons, de la vessie, du tube digestif, de l'utérus,
etc. : ces conséquences, auxquelles nous conduit
l'induction, sont confirmées par l'observation de
chaque jour. Certaines affections de la peau occa-
sionnent un état morbide souvent très-intense,
soit dans les poumons, soit dans le tube digestif.
Il est bien rare que la rougeole, la scarlatine ou
la variole, ne produisent pas ces divers phéno-

mènes. On explique ordinairement ces réactions par la sympathie qui existe entre la peau et le tube digestif. Quelle idée ce mot nous donne-t-il de l'action de l'un de ces tissus sur l'autre ? Ce terme ne réveille en nous qu'une idée complètement vague, fausse, ou plutôt il n'en réveille aucune. D'après ce que nous avons dit, on comprend que l'une de ces affections d'une partie du système cutano-muqueux est la conséquence inévitable de l'état maladif d'une autre partie de ce même système.

Nous pouvons comprendre maintenant combien de fois une maladie du poumon peut être la conséquence d'une maladie de l'estomac, de l'utérus, du tube intestinal ou de toute autre muqueuse. Des épanchements séro-purulents dans différents tissus qui avaient leur origine dans une impression communiquée au système cutané, peuvent, à leur tour, occasionner une affection pulmonaire, lorsqu'une force quelconque tend à rejeter au dehors ces différents produits. La première indication qui se présente ici à remplir, c'est de rétablir les fonctions dans la partie où elles ont été altérées. Cependant il arrive quelquefois que différentes substances sont introduites dans nos organes sans modifier la partie par où elles ont été absorbées, pour se mêler ensuite au torrent de la circulation : dans ce cas, tous nos efforts devront tendre à favoriser les excrétions, afin d'éliminer ces agents destructeurs qui imprègnent pour ainsi dire tous nos tissus.

Il serait donc très-utile au praticien de connaître d'une manière exacte la quantité de matériaux qui doit être absorbée par les diverses parties du système cutané, et aussi celle qui doit être éliminée par ces mêmes parties dans l'état de santé. Il faudrait en même temps connaître les modifications diverses qui sont apportées par les saisons, les climats, et les températures variées, sans que la santé en soit troublée. La connaissance parfaite des proportions qui existent entre ces divers matériaux selon les temps et selon les lieux, serait une règle infaillible, ou du moins la plus sûre que nous puissions avoir pour apprécier l'état de santé ou de maladie d'un individu. Ces conditions étant toutes matérielles, sont évidemment du ressort de nos sens, susceptibles, par ce motif, d'être appréciées avec un degré d'exactitude qui dépendra de nos moyens d'appréciation, c'est-à-dire nos sens. Voilà pourquoi, sans doute, Hippocrate a tant recommandé d'examiner les urines, la sueur, les matières fécales, les crachats, la transpiration pulmonaire. Cet examen, on doit le dire, est un peu négligé de nos jours, parce qu'on ne veut pas voir, dans la quantité et la qualité des matériaux fournis par un organe, un moyen de remonter à la cause de la maladie qui a pu avoir sa source dans l'altération

d'un autre organe. Si un individu accuse une douleur très-intense dans l'abdomen, on doit examiner
comment se fait la transpiration pulmonaire, cutanée; quelle est la quantité et la nature des urines,
parce que la douleur abdominale a pu être la conséquence d'une perversion des autres sécrétions.
C'est probablement la connaissance approfondie des
relations physiologiques de nos organes qui a rendu
Hippocrate si supérieur dans son pronostic et son
diagnostic.

Quand il existe des tubercules dans le poumon,
cet organe ne peut plus transmettre à l'extérieur
et y puiser des matériaux dans la proportion que
lui avait assignée la nature. Or, comme cet échange
perpétuel est pour nous une condition de santé et
de vie, il résultera, de la modification de cet
échange dans les poumons, des symptômes qui se
traduiront sur le tube digestif, sur la peau, ou sur
la vessie. Ou bien, enfin, il se formera différents
dépôts dans les séreuses ou le tissu cellulaire. Ce
sont bien, en effet, les principaux phénomènes
que nous offre le phthisique.

Non-seulement la phthisie confirme les principes
que nous avons établis, mais encore la plupart des
autres maladies et les faits qui sont puisés dans
une expérience directe. Dans un ouvrage publié
récemment par M. Bouisson, nous lisons (d'après
des expériences faites par cet auteur avec M. Ver-

gez), que des lapins et des chiens qu'on faisait
périr par une asphyxie lente, ont toujours offert
à l'autopsie un changement de couleur et de composition dans la bile. Si ces expérimentateurs
avaient fait leurs recherches d'après une idée analogue à celle qui m'occupe en ce moment, je suis
persuadé qu'ils auraient trouvé des altérations diverses dans les autres sécrétions du système cutano-
muqueux.

M. Fourcault, dans un mémoire présenté à l'A-
cadémie de médecine, rapporte qu'après avoir enveloppé d'un vernis le corps des lapins et des ca-
biais, ces animaux sont morts au bout de quelques
heures en présentant des troubles dans les fonctions de la respiration. Un lapin mourut avec un
flux de ventre considérable. M. Fourcault faisait
ces expériences pour noter l'action qui en résultait
sur la température de l'animal.

Nous allons citer quelques aphorismes physiologiques de Sanctorius, fruit de l'expérimentation.

« *Dùm caput dolore gravatur, statìm corpus incipit*
» *minùs perspirare, et ponderosiùs reddi.*

» *In fluxu et vomitu prohibetur perspiratio quià*
» *divertitur.*

» *Profluvium alvi, tollitur iis quœ perspirationem*
» *augent, sicuti est balneum.*

» *In hydrope non resolvitur aqua abdominis, quia*
» *ejus siccitas et durities impediunt perspirationem.*

» *Tantùm perspirat corpus non concoquens , quan-*
» *tùm fere jejunus , non habens quod concoquat.*

» *Ubi est difficultas coctionis , ibi tarditas perspira-*
» *tionis.*

» *Tempus minoris perspirationis , est quandò stoma-*
» *chus est plenus , et præcipuè varietate eduliorum.* »
(Sanctorius , *de staticâ medicinâ.*)

Tous ces aphorismes de Sanctorius, fondés sur
une longue et patiente observation , confirment
pleinement la conséquence qui avait résulté pour
nous d'un fait physiologique , que l'augmentation
ou la diminution d'action , ou mieux l'état pathologique d'un point quelconque du système cutané,
agit d'une manière forcée , matérielle , sur un autre
point de ce même système, à moins qu'il ne se
forme divers dépôts à l'intérieur de nos organes.

Nous savons donc , d'une manière physiologique
et expérimentale , qu'une irritation , une maladie
quelconque qui a son siége sur divers points de
nos organes, peut amener la phthisie pulmonaire
ou toute autre affection , selon la nature de la
molécule qui irrite, et selon aussi que cet agent
atteint tel ou tel tissu organique des parties si
nombreuses qui composent la trame pulmonaire.
Nous savons également qu'une foule d'agents venant
directement de l'extérieur, et de nature diverse,
provoquent la phthisie par leur contact souvent
répété avec les poumons. Nous avons indiqué plus

haut ces agents en parlant des causes si nombreuses qui font naître cette maladie. Ainsi, les ouvriers qui exploitent les mines de mercure du Tyrol, de la Carynthie, ne travaillent que quatre heures par jour : pourtant presque tous ces malheureux deviennent phthisiques, ce qui n'a point empêché quelques praticiens de conseiller le mercure dans la phthisie.

Plusieurs causes différentes peuvent donc produire l'affection tuberculeuse des poumons. Ce fait doit nous faire renoncer à l'hypothèse d'un germe ou d'un virus pour expliquer le développement de cette maladie. Nous ne devons pas non plus chercher un spécifique pour la combattre. Avant d'indiquer les moyens thérapeutiques qui doivent être employés, nous allons encore énumérer quelques faits relatifs à l'organe pulmonaire.

On sent qu'on ne peut nous reprocher ici la prolixité des faits et des détails, puisque c'est sur l'examen de ces faits que nous devons établir notre méthode de traitement.

La muqueuse qui recouvre les poumons a été estimée, d'après Hales, à 152 pieds carrés ; d'après Wain-Wricht, à 289 pieds carrés.

Camper disait que la transpiration pulmonaire était vingt fois plus considérable que celle de la peau. Quoi qu'il en soit du plus ou moins d'exactitude de ces évaluations, il ne nous en reste pas moins comme un fait acquis l'immense quantité de matériaux absorbés et exhalés par la surface pulmonaire.

L'estimation, diversement faite par les auteurs, de la quantité d'air inspirée et expirée par les poumons, m'a suggéré l'idée de faire des expériences sur moi-même et d'après un mode qui m'a paru préférable à ceux employés, parce qu'il est beaucoup plus simple, partant plus facile et plus exact.

Richerand évalue à 30 ou 40 pouces cubes d'air la quantité qui pénètre dans les poumons dans les inspirations ordinaires ; Grégory d'Édimbourg à 2 pouces cubes seulement ; Menzies et Goodwyn à 12 pouces cubes ; Cuvier à 16 ; Davy à 15 ; Thomson 33. Je ne décrirai pas les divers procédés qui ont été employés par ces auteurs : ces considérations m'éloigneraient inutilement de mon sujet. Seulement on peut conclure à priori que la plupart sont mauvais, s'ils ne le sont pas tous.

Voici le procédé que j'ai employé : j'ai pris une cloche de verre de la capacité de dix litres ; je l'ai remplie exactement d'eau dans l'appareil pneumato-chimique ; puis je l'ai renversée ainsi pleine d'eau sur la table de cet appareil, de manière qu'elle restât exactement remplie sans qu'il y eût une bulle d'air. Alors, avec une mesure exacte de la capacité d'un décilitre, j'ai fait passer successivement sous la cloche cent décilitres d'air, en ayant soin, après

chaque opération, de marquer sur la cloche le point
où descendait l'eau. J'ai répété l'opération jusqu'à
ce que l'eau fût arrivée au bas de la cloche. Les
cent décilitres d'air n'ont pas suffi pour faire descendre l'eau : ce qui provenait sans doute de la
dissolution d'une petite quantité d'air dans l'eau.
J'ai eu ainsi ma cloche graduée en décilitres d'air.
J'ai fait communiquer ensuite un tube de verre
avec l'air contenu dans la cloche, en ayant soin
que l'eau ne s'engageât pas dans le tube recourbé
que j'employais, et qui était d'un gros diamètre.
Appliquant alors ma bouche à l'extrémité du tube,
j'ai fait une inspiration aussi grande que possible : le
vide s'est fait dans la cloche, et l'eau a monté pour
remplacer la quantité d'air introduite dans mes poumons. Comme la cloche était graduée très-exacte-
ment, connaissant le point d'où l'eau était partie
pour s'élever, et voyant celui où elle s'arrêtait,
j'ai eu entre ces deux points un volume d'eau pareil
au volume d'air inspiré (1). Chassant alors l'air de
mes poumons avec les précautions convenables pour

----

(1) Je sais que ce volume d'eau représente un peu moins
que le volume de gaz introduit : j'ai corrigé cette erreur
d'appréciation autant qu'il m'a été possible. D'ailleurs,
dans la détermination de tout phénomène physique, il
est impossible d'obtenir un résultat mathématique, à plus
forte raison dans un phénomène physiologique. Mon
but principal, du reste, a été de fixer l'attention sur ce
fait de la respiration.

le faire tout passer dans la cloche, j'ai pu connaître le volume de gaz expiré ; de plus, comparant ce volume d'air expiré au volume inspiré, j'ai vu, par leur différence, la quantité qu'avaient absorbée mes poumons. Cette dernière appréciation, je le sais, n'est pas très-exacte, parce que, dans l'air expiré, il existe une certaine quantité de matériaux qui remplacent, jusqu'à un certain point, le volume de gaz absorbé par les poumons. Néanmoins j'ai toujours trouvé une différence très-sensible. Cette opération, extrêmement simple, peut se répéter à chaque instant. Cependant il faut avoir soin, après la dernière expiration, de changer l'air contenu dans la cloche, à moins que l'expérience soit faite dans un autre but.

D'après de nombreuses expérimentations, j'ai trouvé que, dans une inspiration aussi grande que possible, 44 décilitres d'air étaient introduits dans mes poumons ; dans les inspirations forcées, je n'ai jamais pu dépasser 38 décilitres. Différence en faveur de l'absorption, 6 décilitres.

Dans une inspiration ordinaire, 12 décilitres ; dans l'expiration, 11 décilitres.

Un fait important que nous devons noter ici, c'est que l'absorption de l'air par les poumons est proportionnelle au volume de ce gaz introduit. Les grandes inspirations que nous faisons dans certains cas, trouvent ici leur interprétation.

Quand je faisais succéder immédiatement à une inspiration et expiration forcées une autre inspiration et expiration forcées également, j'ai remarqué que, dans ce dernier cas, la quantité d'air inspiré était moindre de 6 à 8 décilitres.

La quantité d'air inspirée était aussi moindre de 4 à 5 décilitres, lorsqu'après une expiration très-forte, je respirais immédiatement sans temps d'arrêt. Au contraire, lorque j'attendais le plus possible avant de respirer, la quantité d'air inspirée était toujours plus grande de 6 à 8 décilitres.

Nous concluons de ces derniers faits que l'absorption de l'air dans les poumons se fait d'une manière continue.

L'expérience inverse a, du reste, confirmé ces mêmes faits. Quand, après une forte inspiration, je gardais l'air dans mes poumons autant que possible, j'expirais toujours 4 à 5 décilitres de moins que lorsque je chassais l'air immédiatement après l'avoir inspiré.

J'ai aussi cherché à savoir si, en respirant de l'air qui avait déjà été introduit dans mes poumons, la proportion du gaz inspiré de nouveau varierait. Dans cette expérience, j'ai reconnu que le volume d'air inspiré était d'autant moindre que cet air avait déjà servi un plus grand nombre de fois à l'inspiration, et cela, malgré tous les efforts que pouvait déterminer ma volonté. La proportion du gaz ex-

9

piré, au contraire, devenait d'autant plus grande
par rapport au volume inspiré, que l'air avait servi
un plus grand nombre de fois à l'inspiration. Le
volume expiré ne tardait pas à surpasser le volume
inspiré. Des céphalalgies intenses ayant toujours
été le résultat de ce genre d'expérience, je n'ai pas
pu les répéter souvent. Nous pouvons cependant
tirer de ces faits une conclusion très-importante :
plus l'air d'un appartement se trouve vicié par le
nombre des personnes qui s'y trouvent (et par toute
autre cause si on raisonne par analogie), plus l'absorption de l'air par les poumons diminue. L'expiration, au contraire, dans ce cas, devient égale
et même supérieure à l'inspiration. On ne saurait
donc trop surveiller l'appartement d'un malade, le
volume et la nature de l'air qu'il contient.

D'après les expériences que j'ai faites sur moi,
on voit que je dépense un décilitre d'air par chaque
inspiration. En respirant vingt fois par minute,
d'après mon rhythme habituel, j'introduis dans
mes poumons 22 litres d'air par minute, ou 1420
litres dans une heure, ou enfin 34080 litres dans
les vingt-quatre heures ; ou, en poids, le litre d'air
pesant à peu près un gramme, 34 kilogrammes.
Comme le dixième de ce gaz est absorbé par les
poumons, nous aurons en poids une quantité de
3 kilogrammes et demi. Ainsi, dans les vingt-quatre
heures, 7 livres de matériaux, dont nous n'avons

pas ici à constater la nature, sont empruntés au milieu qui nous entoure, par les poumons, c'est-à-dire beaucoup plus que le tube digestif lui-même n'en absorbe. Si je compare le volume d'air qui est introduit dans mes poumons dans les vingt-quatre heures, au temps qu'il me faudra pour boire un pareil volume de liquide (de vin, par exemple), je trouve qu'en buvant un litre de vin par jour, il me faudra 93 ans 4 mois 15 jours pour présenter à mon estomac un volume de ce liquide qui soit égal à celui du volume d'air qui se trouve mis en contact avec mes poumons dans l'espace d'un jour.

Ces évaluations numériques et ces rapprochements ne sont pas aussi oiseux qu'ils peuvent le paraître de prime-abord. Ce sont, au contraire, des faits qui doivent être pris en considération. Ils nous portent déjà à surveiller attentivement la composition atmosphérique, parce qu'un milieu qui, dans vingt-quatre heures, fournit, pour l'usage de notre organisme, 7 livres de matériaux en poids, ne saurait être trop apprécié dans sa composition. Si les poumons puisent au dehors une si grande quantité d'éléments, ils en transmettent aussi en poids une quantité très-considérable. Si nous avons trouvé une grande différence dans les volumes de gaz inspiré et expiré, c'est que les matériaux qui s'échappent du poumon sont sous la forme de vapeurs ou de gaz acide carbonique : or, l'eau sur laquelle nous faisions nos expériences s'emparait en grande partie de ces deux produits.

Ces expériences ont été faites dans le mois de Décembre. Il est probable que le volume d'air inspiré variera selon les autres époques de l'année où nous nous proposons de les répéter. Il doit en être ainsi, parce que chaque saison modifie les diverses parties du système cutano-muqueux. Les fonctions de la peau ne sont pas les mêmes dans l'été et dans l'hiver : sans doute il doit en être ainsi de la muqueuse pulmonaire, de la muqueuse digestive. Il nous suffit même de savoir que l'action de la peau change, pour que nous puissions conclure que les fonctions des autres parties de ce système éprouvent aussi des variations.

Maintenant que nous avons établi tous ces faits généraux, que ferons-nous si nous sommes appelé à donner nos soins à un phthisique ?

D'abord il faudra chercher la cause qui a pu provoquer la phthisie; et, pour cela, on devra déterminer, après les précautions les plus convenables, si cette maladie a été la conséquence d'une affection de la peau, de l'utérus, de la vessie ou du tube digestif, ou d'un épanchement quelconque dans le péritoine, dans les articulations, dans le tissu cellulaire ; si elle est venue à la suite d'une maladie quelconque ; ou bien enfin si elle est survenue par l'effet d'une action portée directement

de l'extérieur sur les poumons. Ce fait bien établi,
on cherchera, en examinant les proportions et la
nature des diverses absorptions et excrétions de
l'organe cutano-muqueux, quel est le point de ce
système qui ne remplit pas ses fonctions normales.
Nous sommes donc conduits à faire tous nos efforts
pour rétablir l'harmonie d'action entre les diverses
parties du système cutano-muqueux. On devra
aussi simultanément (et ceci est d'une grande importance) mettre en contact, avec le tube digestif
ou la peau, des substances qui puissent céder l'é-
lément que ne peut plus absorber l'organe pulmonaire, c'est-à-dire l'oxigène. Des matériaux oxi-
génés devront donc être mis en contact avec le tube
digestif. On conçoit, en effet, que les poumons ne
pouvant pas absorber ce gaz dans les proportions
voulues pour le maintien de la santé, on tenterait
inutilement de restituer les fonctions du tube digestif et de la peau à leur état naturel; le défaut
d'absorption ou d'exhalation pulmonaire serait pour
ces tissus une cause continuelle de trouble.

Le malade sera également mis à l'abri de toute
secousse imprimée à ses organes par des agents
externes : on devine l'effet de ces actions dont le
retentissement serait d'autant plus funeste à l'organe
pulmonaire, que déjà il est moins capable de sup-
porter de modification intense. Ainsi le genre de
vie du phthisique devra être très-réglé; les im-

pressions du dehors seront évitées avec la plus scru-
puleuse attention. Par des moyens quelconques, on
tâchera de le garantir des variations barométriques,
thermométriques, hygrométriques, et même élec-
triques. En résumé, voilà les premières indications
qui se présentent à remplir :

Déterminer la cause de la phthisie, afin d'éloigner son action ;

Mettre en contact avec différentes parties du système cutané, les matériaux que les poumons ne
peuvent pas puiser à l'extérieur.

Telles sont les règles générales qui doivent guider
le praticien qui s'occupe de la phthisie, règles qui,
pour avoir un effet d'autant plus certain, doivent
être employées concurremment avec celles qu'il
nous reste à indiquer. Devrait-on espérer atteindre
aisément le but qu'on se propose en basant la
méthode de traitement sur ces principes généraux ?
Évidemment, non. Ce ne serait s'attacher qu'à une
des faces que présente cette affection, et même,
il faut le dire, ce serait appliquer tous ses efforts
pour traiter cette maladie par le côté qui offre le
moins de prise à nos moyens d'action. Il est une
autre règle de traitement qui nous conduit à une
application, selon nous, de beaucoup supérieure
à la première.

Nous avons établi, d'après des idées trop souvent
répétées sans doute, mais peut-être pas encore

assez pour qu'on fixe sur elles l'attention qu'elles nous paraissent mériter, parce qu'elles sont la conséquence, la généralisation rigoureusement synthétique de faits démontrés ; nous avons prouvé la communauté d'action du tube digestif, de la peau et des muqueuses : eh bien, lorsqu'on traite une maladie de la peau, quels sont les moyens les plus efficaces pour guérir cette maladie ? Ceux qui nous permettent d'agir directement sur la partie affectée. Si nous voulons faire cesser une affection de la muqueuse intestinale, nos moyens sont aussi, dans ce cas, d'autant plus sûrs, que nous agissons directement sur cette muqueuse. Pour guérir une affection pulmonaire et de la muqueuse qui revêt cet organe, ordinairement rouge, tuméfiée, surchargée dans plusieurs points de mucosités gluantes; pourquoi, dans ce cas, n'agirions-nous pas sur la muqueuse pulmonaire, comme nous agissons sur les autres parties du système cutano-muqueux ? L'analogie est cependant démontrée. Les poumons même, selon les appréciations diverses qu'on a faites, sont revêtus par une muqueuse dont la surface serait supérieure à celles de la peau et des autres muqueuses réunies.

Dans la phthisie, nous devons donc agir sur l'organe pulmonaire. Cette conséquence nous paraît tout-à-fait logique. Mais de quelle manière et avec quelle substance agirons-nous ? Cette question, la plus importante à résoudre, présente en même temps des difficultés sérieuses. Nous savons d'abord que nous ne pouvons pas agir sur les poumons par des solides ou par des liquides. Forcément, les substances que nous emploierons devront être réduites à l'état de gaz ou de vapeurs. Mais quelles seront ces substances ? Ici, nous sommes obligé de l'avouer, nous trouvons une lacune dans la voie analytique qui nous a conduit jusqu'à présent. Nous savons bien quel doit être l'état de la substance qui agira sur les poumons ; mais sa nature ? Nous avons besoin d'appeler à notre secours tous les faits authentiques qui ont rapport à la phthisie, faits dont l'authenticité est appuyée par la juste considération qui s'attache aux auteurs qui les ont observés. Hippocrate, qu'il faut toujours citer quand on veut s'étayer sur une opinion qu'on peut admettre sans contrôle, Hippocrate nous a dit que la phthisie était causée par un amas de viscosités dans les divisions bronchiques, viscosités toujours croissantes par la sécheresse des parties environnantes ; d'où il résulte des concrétions qui s'attachent aux bronches. Pour empêcher ces viscosités de se dessécher et d'irriter les parties où elles se trouvent en contact, nous n'avons qu'un moyen : faire respirer au malade des vapeurs émollientes, des vapeurs et non pas des gaz qui ne feraient que dessécher ou irriter une partie déjà trop irritée.

Il semble, dit Laënnec, que le mucus visqueux qui obstrue ordinairement les bronches , et qui constitue les crachats perlés, devienne moins tenace , et soit entraîné par la sécrétion plus liquide et moins adhérente aux bronches qu'occasionne l'affection catarrhale. Ailleurs , le même auteur s'exprime ainsi : il est évident que la viscosité tenace des crachats perlés qui obstruent les rameaux bronchiques est la principale cause qui empêche leur facile expulsion. M. Andral rapporte deux cas où la bronche principale, qui se distribue au lobe supérieur du poumon, était obstruée par du mucus concrété. Dans l'un de ces deux cas, la concrétion s'étendait dans trois ou quatre divisions de la bronche. (*Choix d'observations recueillies à la clinique de M. Lerminier.*)

Laënnec cite aussi un homme de 40 ans qui, après plusieurs années de toux et de quintes violentes accompagnées de nausée et de larmoiement, expectora tout à coup un crachat muqueux, jaune, opaque , visqueux , d'une consistance moyenne entre celle des crachats visqueux ordinaires et celle d'une fausse membrane. Dans le point correspondant à la position du crachat, cet homme éprouvait une douleur cuisante.

Il est évident que des mucosités moins volumineuses dans les radicules des bronches, où moins d'efforts sont possibles pour les expulser, peuvent, en s'accumulant dans les vésicules, causer, par leur présence, une vive irritation, et empêcher, dans le point où elles se trouvent, le phénomène de l'hématose. Ainsi, toute cause qui fait stagner dans les vésicules pulmonaires les matériaux qui doivent être rejetés au dehors, amènera, par la présence de ces détritus quelconques, une occasion de maladie; d'où il naîtra sans doute une concrétion qui, si elle ne se transforme pas en tubercules, causera du moins une inflammation sur le point où elle siége. Il existe, dans les poumons des phthisiques, des viscosités qui irritent les parois des bronches avec lesquelles elles sont en contact. Le symptôme de la toux déchirante qui accompagne presque toujours cette affection nous en donne une preuve tous les jours. Quand des crachats abondants ont été rejetés au dehors par le malade, il éprouve un instant de répit, jusqu'à ce qu'une nouvelle quantité s'étant accumulée, il lui faille recourir à de nouveaux efforts pour en débarrasser l'organe pulmonaire.

Si l'exhalation normale de la muqueuse pulmonaire diminue, il arrive que sa surface n'est plus suffisamment lubréfiée; les détritus de l'organisme, produit de la décomposition continue, peuvent, dans ce cas, s'attacher aux parois de la muqueuse, et les irriter. De même, quand l'exhalation du tube intestinal n'est pas suffisante, les matériaux qui s'y

trouvent se dessèchent; il survient des constipa-
tions opiniâtres : ces matériaux durcis irritent les
parois intestinales; une sécrétion beaucoup trop
abondante est alors la conséquence de cette irritation, et on voit se déclarer des diarrhées souvent
rebelles. C'est par des substances ingérées par l'estomac, ou par des lavements, qu'on peut guérir
ces deux affections du tube intestinal.

Nous sommes donc amenés à l'inspiration de
vapeurs pour faciliter l'exhalation pulmonaire, et
en même temps pour ramollir et permettre d'être
plus sûrement rejetés au dehors les divers matériaux
qui se trouvent sur la muqueuse de cet organe.

La vapeur que l'on fera inspirer, en se condensant
dans les bronches et leurs ramuscules, se mêlera
aux mucosités, les pénétrera, leur permettra de
glisser sur les parois des bronches; et par conséquent d'être expulsées avec des efforts moins violents. Nous ne pouvons pas indiquer précisément
la substance qui doit être mêlée à l'eau réduite en
vapeurs : ici, nous l'avons dit, il existe une lacune.
Néanmoins nous savons que cette substance mêlée
à l'eau devra posséder des propriétés émollientes,
afin qu'on puisse modifier heureusement cette inflammation, cette rougeur qu'on trouve, dans la
plupart des cas, dans les bronches lorsqu'il existe
des tubercules ramollis. On sait notre opinion sur
ces divers essais qu'on a faits avec des gaz de diverse

nature introduits dans les poumons. Ces expérimentations ne sont, en effet, basées ni sur des lois
physiologiques, ni sur des faits puisés dans la nature. Non-seulement on a fait inspirer des gaz aux
malades, on les a aussi placés dans des atmosphères
de fumée produite avec différentes substances qu'on
brûlait. C'était évidemment agir contre toutes les
données physiologiques, contre les données expérimentales. Nous savons que ceux qui respirent une
atmosphère remplie de particules de charbons, sont
exposés à une cause qui provoque l'apparition de
la phthisie. Il est facile, d'ailleurs, de prévoir l'effet
de ces molécules de carbone qui s'introduisent dans
les bronches. Ce sont des matériaux tout-à-fait secs ;
ils irriteront le point de la surface pulmonaire où
ils seront déposés ; de plus, en se combinant avec
les mucosités, ils leur enlèveront leur humidité,
et les rendront encore plus sèches. On obtiendrait
donc, par ce moyen, un effet tout opposé à celui
qu'on doit chercher dans la phthisie. On doit en
dire autant des gaz purs. Leur action est à peu près
semblable à celle des molécules charbonneuses : en
outre, ils ne peuvent pas fournir aux poumons la
quantité d'oxigène qui est utile à cet organe pour
accomplir l'hématose. Il faut donc, dans le traitement de la phthisie, proscrire toute inspiration de
gaz pur, et les fumigations qui résultent de la décomposition par le feu d'une substance quelconque ;

quelle que soit, en effet, la nature de cette substance, si on la brûle, elle produira toujours du
carbone.

Ces considérations physiologiques nous ont amené
à établir les règles suivantes pour le traitement de
la phthisie :

Chercher la cause de cette maladie ;

Faire en sorte que le tube digestif ou la peau
puissent suppléer à l'action des poumons ;

Placer le malade dans une atmosphère de vapeurs
chaudes et émollientes ;

Éviter toute action brusque venant des choses
extérieures ; le mettre, en un mot, dans un lieu
où la température et l'atmosphère ne varient pas.

RECHERCHES EXPÉRIMENTALES.

Après avoir établi sur des faits physiologiques la méthode thérapeutique qui doit être employée contre la phthisie, nous allons examiner à quelle méthode vont nous conduire des faits d'un autre ordre. Ces faits seront tout-à-fait en dehors des vaines spéculations médicales, surtout de ces théories basées sur l'hypothèse, et à qui la science médicale est redevable du funeste privilége de flotter incertaine d'âge en âge au milieu des systèmes et des disputes des Écoles. Si l'examen de ces phénomènes d'un ordre tout différent nous conduit au même résultat thérapeutique, ce sera pour nous la preuve, la confirmation de la méthode à laquelle nous avons été conduit par l'examen des fais physiologiques.

Depuis quelques années, on s'est surtout occupé de déterminer les conditions atmosphériques, les professions et les climats où la maladie qui nous occupe paraissait modifiée d'une manière heureuse.

Nous lisons dans Raulin, que lorsque les nègres de l'Amérique sont menacés de phthisie, et lors même qu'ils sont phthisiques, on les envoie dans les ateliers où se prépare le sucre, afin qu'ils y respirent la vapeur qui s'élève des chaudières en si grande quantité, qu'elle obscurcit tout l'atelier par le nuage qu'elle y forme. Ils y guérissent ordinairement en moins de deux mois de séjour.

Dans les fabriques en grand d'acide sulfurique, Baumes n'a jamais vu les ouvriers être atteints par la phthisie; et ceux qui avaient quelques symptômes, ajoute-t-il, guérissaient.

Les Anglais ont reconnu que les ouvriers des mines de charbon de terre devenaient très-rarement phthisiques. Doit-on, d'après ce dernier fait, conclure à l'utilité des émanations charbonneuses ? Évidemment non. Il existe une grande humidité dans ces mines. L'air qui y descend s'imprègne des vapeurs de toute sorte. En hiver, nous pouvons apprécier tous les jours la quantité de vapeurs que contiennent des caves même superficielles : lorsque l'air de ces caves se mêle à l'air extérieur, le refroidissement qu'il éprouve condense la vapeur ; on dirait un nuage qui s'élève de ces excavations. Nous ne devons donc pas attribuer aux molécules du charbon de terre la cause qui protége les mineurs anglais contre la phthisie. Tout le monde sait que nos bouchers paraissent à l'abri de cette maladie.

Après de nombreuses démarches faites dans plusieurs villes, j'ai reconnu que les brasseurs trouvaient dans leur profession un préservatif contre la phthisie. Je n'en ai pas encore vu de phthisiques. Je parle surtout des maîtres brasseurs, ceux qui ne se livrent pas à des travaux violents, et qui ne sont pas obligés de passer subitement d'une température chaude à une température froide. Je les ai, en général, trouvés frais et possédant un embonpoint très-marqué. Quant aux ouvriers, ceux surtout qui, par la nature des fonctions qu'ils remplissaient, étaient obligés d'interrompre leur travail auprès de la chaudière pour passer dans un milieu plus froid, j'ai remarqué qu'ils s'enrhumaient fréquemment. Mais ces rhumes s'en allaient rapidement, surtout lorsqu'ils prenaient la précaution (comme quelques-uns en avaient l'habitude) de rester auprès de la chaudière, et de ne plus s'exposer à l'air froid. C'est la méthode qu'ils emploient pour se débarrasser de leurs rhumes. Ceci nous démontre l'effet des substances réduites en vapeurs. Du reste, cette observation que m'ont fournie quelques ouvriers, m'avait déjà été donnée par une observation faite sur moi-même long-temps auparavant.

Dans la baie de Douarnenez, en Bretagne, Laënnec vit périr 420 individus dans l'espace de trois ans. Il n'observa que six phthisiques dans ce même espace de temps, encore trois guérirent par ses soins.

M. Boudin, dans un travail publié récemment, démontre que la phthisie est rare là où règnent les fièvres intermittentes. D'après cet auteur, il y aurait antagonisme entre ces deux maladies.

Harrisson de Hamcastle indique les cantons marécageux de Lancashire comme à peu près exempts de phthisie. Plusieurs phthisiques, nous assure ce médecin, ont guéri par le transport de leur domicile, sec et élevé, dans les localités basses et humides.

Hennen, inspecteur du service de santé des possessions anglaises, après un séjour de huit ans dans les îles britanniques de la Méditerranée, déclare que les maladies de poitrine s'y montrent dans chaque localité, en proportion inverse des fièvres intermittentes.

Schœlen, professeur à l'Université de Berlin, parle d'une localité marécageuse du Gasterland, située entre les lacs de Wallenstœdt et de Zurich, où le dessèchement fit cesser les fièvres intermittentes, pour faire place à la phthisie, maladie inconnue jusqu'alors.

Tout récemment, M. Nepple vient de publier un travail sur les maladies qui règnent dans le canton Montluel (Ain). Ce médecin est surpris du petit nombre de scrophuleux, de phthisiques et goîtreux que présentent les contrées marécageuses, fait en opposition avec la fréquence de ces maladies dans les pays non marécageux ; de telle sorte, dit-il, qu'il est très-difficile de trouver des traces de tuberculisation dans les contrées les plus impaludées.

M. Dutèche (canton de Chalamon) n'a observé ni phthisiques, ni scrophuleux dans les communes de Morlieux, Versailleux, Lachapelle, St-Nizier-le-Désert, communes situées dans le pays des Dombes, où les marais sont nombreux, ainsi que les étangs.

Le docteur Pacoud, de Bourg, depuis 45 ans de pratique, n'a pu recueillir aucun fait en opposition avec les observations du docteur Nepple.

M. Monfrin, médecin de l'hôpital de Châtillon-les-Dombes, dans une réponse à M. Nepple, déclare que la phthisie est peu fréquente dans les contrées de la Dombe. Sur un relevé de 400 morts, il n'a trouvé que huit phthisiques.

MM. Rater et Candy, médecins attachés au service de l'Hôtel-Dieu de Lyon, après avoir exercé la médecine dans la partie marécageuse du Forez, attestent que la phthisie se montre rarement dans ces localités.

M. Jolly, dans un mémoire publié sur les marais d'Arcachon, établit le même fait. Nous savons, d'après M. Bréra, que cette affection est très-rare dans les lagunes de Venise. Lors de son passage en cette ville, M. Ollivier d'Angers ne trouva que trois phthisiques sur 1200 malades qui étaient à l'hôpital.

Volney nous apprend que l'air du désert est mauvais pour les poitrines délicates. Cet air est chaud et sec. On envoie à Lataquié ou à Saïde les Européens qui vivent dans ces contrées au milieu d'une atmosphère chaude et sèche, et qui se trouvent menacés de phthisie.

Nous savons que les animaux qui viennent des contrées équatoriales pour peupler nos ménageries, meurent presque tous phthisiques. Probablement la grande tribu des oiseaux voyageurs se trouverait dans le même cas, si une cause quelconque les forçait de passer l'hiver en nos climats.

D'après tous les faits que nous venons de citer, on voit que l'habitation de certaines localités semble être une condition qui s'oppose à la phthisie. Notre première conclusion à tirer ici, c'est que l'élément protecteur se trouve dans l'air, puisque des individus qui se nourrissent de la même manière que d'autres placés au milieu d'émanations marécageuses, ne sont pas à l'abri de la phthisie. C'est donc l'air qui agit sur la muqueuse pulmonaire et sur la peau, par sa composition, par la nature des principes qu'il renferme.

Si l'on veut traiter la phthisie pulmonaire, c'est donc à l'air qu'il faut mêler la substance médicatrice. Cette atmosphère devra-t-elle être chaude

et sèche, comme M. Bayle, agrégé de la Faculté de
médecine de Paris, nous l'indique dans un ap-
pendice à l'ouvrage de M. Denys, sur Hyères et
ses environs ? J'avoue qu'en lisant ces idées de
M. Bayle nous avons regretté, comme médecin,
qu'il ne se fût pas mis à la hauteur de l'ouvrage
où il avait inséré son travail ; comme praticien,
qu'il n'eût rien trouvé de mieux à nous conseiller
qu'une habitation chaude et sèche. Cette manière
de voir est tout-à-fait opposée aux résultats physiologiques, aux observations des médecins de
nos jours. Les climats qui jouissent de l'heureux
privilége de modifier cette maladie, sont, au contraire, humides. Si Hyères était un climat chaud
et sec, loin de conseiller le séjour de cette localité aux malades qui souffrent de la poitrine, les
médecins devraient, au contraire, les éloigner de
ce pays. Mais comment le climat d'Hyères pourrait-il être chaud et sec? Cette ville est placée sur
le bord de marais qui s'étendent au loin le long de
la Méditerranée. Elle se trouve donc dans les mêmes
conditions que les différentes localités marécageuses signalées par un grand nombre d'observateurs comme ayant la faculté de s'opposer à la
phthisie. Hyères est même, sous ce rapport, beaucoup mieux partagée qu'elles toutes ; non-seulement elle reçoit l'influence des émanations marécageuses, mais en même temps elle reçoit celle des

émanations maritimes ; sa température varie peu ,
et partout aux environs s'étendent des forêts de
pins qui fournissent aussi à l'air des émanations
qui agissent d'une manière très-avantageuse sur les
poumons. Qui n'a pas éprouvé l'influence de la
composition atmosphérique ? Dans certaines circonstances , lorsque nous nous promenons à la
campagne, entourés d'émanations qui nous plai-
sent, notre poitrine se dilate instinctivement, nous
tâchons de remplir toutes les vésicules pulmonaires
de cet air bienfaisant ; il en résulte même une
sensation de plaisir qui s'irradie jusque sur nos
affections morales intellectuelles. L'organe pulmonaire fait participer à son bien-être tous les autres
organes.

Le mistral, qui souffle quelquefois à Hyères, doit
agir d'une manière manifeste sur les malades qui
vont passer l'hiver dans cette contrée , et il agit
désavantageusement parce qu'il est froid et sec. Son
influence doit se faire sentir , quand bien même
les malades seraient chaudement enfermés dans
leurs appartements , précisément parce que le
mistral est un vent sec , et que la chaleur des appartements ne peut qu'augmenter la sécheresse de
l'air, à moins que les médecins n'y emploient la
méthode thérapeutique à laquelle l'observation des
faits nous conduit en ce moment.

Nous savons donc que l'air qui convient aux

phthisiques doit être humide; nous savons aussi
que les malades sont d'autant plus assurés du bénéfice de cette inspiration de l'air humide, qu'ils
passent d'un pays froid dans un pays chaud. L'observation de ce qui se passe chez les personnes
adonnées à certaines professions nous conduit au
même résultat.

Nous voilà donc encore une fois amenés par des
faits puisés en dehors de la physiologie individuelle, nous voilà amenés à l'inspiration d'un air
chaud et humide, c'est-à-dire à l'inspiration de
substances réduites en vapeurs. Mais quelles seront
ces substances ? Ici nous trouvons une lacune,
comme il s'en est présenté une quand nous avons
voulu établir la thérapeutique de la phthisie d'après
l'analyse de phénomènes physiologiques. Nous ne
pouvons pas dire c'est telle substance qui convient
plutôt que telle autre. Cependant les vapeurs qui
s'échappent des usines où se prépare le sucre ou
la bière, sont produites par des substances sucrées,
mucilagineuses. Ce fait nous engage bien à employer
une atmosphère analogue à celle que nous avait
indiquée l'inflammation de la muqueuse des bronches. Mais rien ne nous dit absolument quelle est
celle qu'on doit préférer. Les émanations marécageuses, et tous les faits que nous avons rapportés,
ne nous apprenent pas non plus la composition du
médicament qu'on doit choisir. Nous avons vu que

différentes émanations ont pu produire d'heureux effets sur la phthisie , et que l'atmosphère , dans toutes ces circonstances , était humide.

Nous pouvons faire ici la même remarque que nous avons faite à l'occasion des causes de la phthisie : puisque des conditions atmosphériques diverses semblent s'opposer au développement de la phthisie , cette maladie ne doit donc pas être le résultat du développement d'un germe, d'un virus ; on ne doit pas espérer non plus trouver un spécifique pour la combattre, c'est-à-dire un médicament qui , administré dans tous les cas et à toutes les époques, pût toujours la guérir.

Faut-il tout simplement réduire de l'eau en vapeurs, puisque c'est, en définitive, la médication à laquelle tous les faits nous ont conduits. Je suis entièrement persuadé que cette eau seule serait utile dans la plupart des cas ; cependant nous savons qu'on doit mêler à l'eau quelques substances émollientes mucilagineuses. .

Ces dernières études ne nous ont pas fourni de faits qui nous autorisent à faire respirer des gaz purs aux malades. Il existe bien une petite quantité d'hydrogène sulfuré dans l'air des marais ; mais est-ce à la présence de ce gaz qu'est dû l'effet avantageux de ces localités ? Nous sommes plutôt porté à l'attribuer aux vapeurs; car ce gaz n'existe pas dans les vapeurs qui s'échappent des chaudières où l'on prépare le sucre, ce qui n'empêche pas ces vapeurs d'être très-utiles aux phthisiques. Du reste, nous n'affirmons pas qu'il n'existe pas quelque gaz dont le mélange, en petite quantité avec la vapeur d'eau, fût très-utile pour arrêter cette maladie de poitrine. Seulement nous sommes porté à rejeter tout gaz ou mélange sec de gaz. Il y a donc identité parfaite entre le traitement indiqué par les faits qui se passent dans la nature, et le traitement suggéré par l'analyse physiologique. Avec cette différence cependant que la physiologie nous apprend non-seulement l'action qu'on doit diriger sur l'organe pulmonaire, mais encore les moyens qui doivent être employés pour modifier les différentes parties du système cutano-muqueux.

Si l'expérimentation nous a appris qu'on devait employer une atmosphère chaude et humide, elle nous a aussi enseigné qu'il fallait mettre le malade à l'abri de toutes les variations atmosphériques. C'est, en effet, aux époques de l'année où la température change, qu'on voit cette maladie s'aggraver et prendre une marche plus rapide.

On doit s'étonner qu'un traitement auquel conduit l'analyse de deux ordres de faits, n'ait pas été employé depuis des siècles.

Pourquoi Laënnec n'a-t-il pas institué une méthode thérapeutique toute semblable à celle qui ressort des considérations auxquelles nous nous sommes livré? Cependant il avait fait une observation, dans la baie de Douarnenez, qui seule aurait dû le conduire à cette méthode de traitement. Mais les préoccupations de Laënnec étaient ailleurs; il lui fallait instituer tous les signes fugitifs du stéthoscope qu'il venait d'inventer. C'est donc le diagnostic de cette maladie qui a été l'objet particulier de ses études. Une fois, néanmoins, il eut l'idée de faire l'application de l'expérience que lui avait fournie la baie de Douarnenez. Ce célèbre médecin soumet douze phthisiques, dans la salle de l'hospice de clinique de Paris, à une atmosphère marine artificielle : il observe qu'aussitôt le traitement commencé, la maladie devient stationnaire. Neuf malades se croient guéris, et sortent; trois restent. Les plantes marines employées, qui se composaient de goëmon et de varec frais, viennent à manquer : la maladie alors reprend sa marche accoutumée. Je le demande, peut-on faire un essai qui promette des résultats plus heureux? La phthisie s'arrête chez tous, et plusieurs se croient guéris ; et puis, la contre-épreuve est là qui vient encore attester la valeur de votre méthode; car, le traitement une fois suspendu, la maladie reprend sa marche. Il est vraiment très-fâcheux que Laënnec n'ait pas poursuivi une méthode qui faisait prévoir des effets si avantageux. Mais Laënnec, en faisant cet essai, était sorti du cercle qu'il avait tracé pour sa pratique médicale. Il est intéressant de rapporter ici les trois principes qui étaient la règle de conduite de ce praticien célèbre.

Le but que je me suis constamment proposé dans mes études et recherches, dit cet auteur, a été la solution des trois problèmes suivants :

« 1º Distinguer sur le cadavre un cas patho-
» logique aux caractères physiques que présente
» l'altération des organes ;

» 2º Le reconnaître sur le vivant à des signes
» certains, et autant que possible physiques et in-
» dépendants des symptômes, c'est-à-dire du trou-
» ble variable des actions vitales qui l'accompa-
» gnent.

» 3º Combattre la maladie par les moyens que
» l'expérience a montrés les plus efficaces. »

On peut se demander ici pourquoi Laënnec a tant fait d'études anatomo-pathologiques, s'il n'avait d'autre but que d'arriver à une méthode théra-peutique dont l'expérience de tous les siècles avait proclamé l'inefficacité. Laënnec a évidemment oublié le plus important des problèmes à résoudre dans toute maladie incurable par les moyens connus. Ce problème, nous le formulons ainsi :

Chercher, à l'aide de l'anatomie pathologique, de la physiologie, des symptômes ou de tout autre fait, l'indication rationnelle d'un moyen autre que ceux employés ordinairement. Ceci est évidemment plus logique que de chercher, par tous les moyens possibles, à suivre les conseils d'une expérience stérile. Ces trois problèmes de Laënnec fournissent une règle de conduite excellente et sage, mais seulement dans les maladies pour lesquelles il existe des traitements efficaces.

C'est sans doute dans ces principes, dans la direction particulière de ses études, qu'il faut chercher la cause qui a empêché Laënnec de faire, pour le traitement de la phthisie, ce qu'il avait fait pour son diagnostic. C'est ainsi que doivent s'expliquer le peu de progrès qu'ont fait faire à la thérapeutique de cette affection les hommes célèbres qui s'en sont occupés. Les uns n'ont vu que l'anatomo-pathologie; d'autres les causes, les espèces; ou bien, comme il appartient aux hommes de génie, beaucoup ont eu leur attention disséminée sur d'autres faits non moins importants que la phthisie pulmonaire.

Pour notre part, il nous est arrivé de regretter le temps que nous avions passé dans l'étude anatomo-pathologique de cette affection, et cela par plusieurs motifs : le premier c'est que des hommes célèbres s'en étant occupés d'une manière spéciale, ont laissé peu de chose à découvrir : en second lieu, parce que ces études ne leur ont pas encore fourni d'indication thérapeutique ; enfin, nous avons pensé que si l'interprétation des phénomènes anatomo-pathologiques ne nous avait pas donné à nous-même les renseignements que nous cherchions dans cette étude, cela tenait apparemment à notre organisation intellectuelle. Cependant, malgré le sentiment pénible que cette étude a fait naître en nous, nous n'en reconnaissons pas moins la grande utilité de cette science. C'est que, dans ces nécropsies si longues et si difficiles, personne n'a encore rattaché d'une manière satisfaisante ces phénomènes morbides à la thérapeutique ; et pourtant c'est à ce point de vue qu'il nous importe surtout de les connaître.

Nous avons remarqué, dans quelques hôpitaux, un fait singulier chez les médecins qui en faisaient le service. Leur grande préoccupation était de diagnostiquer un phénomène d'anatomie pathologique, et de vérifier leur diagnostic par la nécropsie de l'individu. On traçait avec du nitrate d'argent, sur la poitrine du malade, la situation, la forme, la dimension de la caverne. Puis venait le jour de l'autopsie. On s'empressait autour du cadavre, et, avec un léger sentiment d'inquiétude, on procédait à la recherche de la lésion qu'on avait dessinée pendant la vie du malade. Toutes les recherches, toutes les études qu'on faisait alors avaient pour but de vérifier le pronostic. Cela fait, lorsque la lésion trouvée avait complètement vérifié l'exactitude du pronostic, on quittait les restes du phthisique, non sans un léger sentiment de satisfaction.

Je l'avoue, il est très-utile de bien pronostiquer une lésion cadavérique ; mais ce qui est utile avant tout, c'est de remonter, d'après la nature de cette lésion, les phénomènes qui l'ont accompagnée pendant la vie, à des conceptions qui puissent nous faire espérer de la modifier heureusement quand une autre fois le même cas se présentera à nous. Il n'est jamais entré dans ma pensée de m'élever contre l'anatomie pathologique : c'est contre la manière avec laquelle on étudie les phénomènes qu'elle nous offre. Il est, en effet, un grand nombre de médecins qui pensent avoir beaucoup fait pour l'humanité, parce qu'ils auront rempli quelques volumes de descriptions très-exactes, très-minutieuses, et très-nombreuses surtout, descriptions faites sur les débris même du cadavre. Ce sont autant de procès-verbaux qui constatent simplement la forme, l'aspect et plus ou moins la nature chimique des phénomènes qu'on rencontre après la mort.

Les nécropsies ont servi à faire naître, chez beaucoup de médecins, l'opinion que la phthisie était incurable. Cette manière de raisonner ne nous paraît pas logique. Les progrès de l'anatomie pathologique, nous dit-on, ont démontré que cette affection est incurable. Cette conséquence nous paraît un peu forcée. L'anatomie pathologique ne

peut pas démontrer autre chose , sinon que les
lésions qu'elle constate ont été mortelles ; elle peut
même nous le démontrer constamment, on le conçoit. Mais elle ne peut pas prouver que l'étendue
ou la forme de cette lésion, à son début, fût mor-
telle. Cette science est incapable de nous donner
cette seconde preuve, parce que l'action d'un moyen
thérapeutique est bien différente, à l'origine d'une
maladie, de ce qu'elle peut être à son déclin. On
ne peut donc pas conclure que la phthisie soit
incurable, parce que les lésions et les troubles généraux qu'on observe à l'autopsie sont nécessaire-
ment mortels. Loin de nous faire espérer de trouver
un moyen utile, l'anatomie pathologique a donc,
au contraire, contribué à faire regarder cette maladie comme incurable. Mais ceci ne doit point
être imputé à cette science , mais bien à la mauvaise interprétation qu'on a faite des phénomènes
qu'elle nous montre.

Cette étude sera d'une utilité incontestable pour
la maladie qui nous occupe, et pour toutes les autres, quand, par l'analyse et l'induction des phénomènes morbides qu'elle nous montre, on arrivera
à des conséquences générales et rigoureuses. On
peut dire aussi que cette science est très-utile, parce
qu'elle corrige cette tendance de l'esprit humain à
établir sur des hypothèses tant de vagues théories.
C'est à nous d'examiner, dans tous leurs rapports,

les faits qui nous sont fournis par elle ; de chercher à nous élever à des considérations plus hautes, plus larges, afin que nous puissions utiliser les lois qui découlent de ces généralisations. Toutes nos connaissances certaines reposent sur des faits. Toutes les théories, tous les systèmes, tous les dogmes qui ne reposent pas sur des principes, ou plutôt sur des faits évidents, pouvant être appréciés par nos sens, sont des systèmes incertains, mal établis, toujours attaquables et souvent attaqués, d'où il naît des disputes et controverses, et souvent pis encore. C'est donc de faits authentiques qu'il faut partir en médecine comme dans toute science, si l'on veut créer des théories dont les applications soient fécondes en résultats avantageux pour l'humanité.

M. Roche, dans un travail sur la phthisie, a émis une opinion tout-à-fait opposée à la nôtre. Voici ce qu'il nous dit au sujet de l'action que peuvent avoir certaines substances mises en contact avec l'organe pulmonaire. Je cite textuellement ses paroles :

« Une telle chimère ne pouvait être caressée de » nos jours que par des hommes étrangers à la » médecine, ou qui n'avaient pas suffisamment » étudié la nature de la maladie. Quelle influence » ces moyens peuvent-ils exercer sur l'altération » si profonde du sang et de la nutrition générale ?

» Aucune évidemment, car ils n'ont qu'une action
» locale. »

En admettant même, d'après cet auteur, que
cette maladie consiste dans une altération profonde
du sang (ce qui pourtant est passablement hypothétique), quel sera alors le moyen qu'on devra
employer pour qu'il ne soit pas chimérique? Faudra-
t-il s'adresser à des substances qui seront portées
dans l'estomac ? Mais qui vous assurera que ces
substances, modifiées de mille manières par les sucs
divers qui les élaborent, iront ensuite se présenter
aux poumons, se mêler au sang, pour aller de là
modifier la nutrition générale ? Ce moyen nous
paraît, certes, beaucoup plus chimérique que celui
qui s'adresserait directement aux poumons, puisqu'en dernière analyse, il faut que la substance in-
gérée dans l'estomac subisse l'action pulmonaire
pour modifier le sang. Je ne vois pas quelle utilité
il y aurait à faire parcourir à une substance un si
long détour pour la faire arriver à un point où,
par une autre voie, elle peut arriver si directement.
Nous pouvons en dire absolument autant de toute
autre méthode. Les faits physiologiques relatifs aux
fonctions des poumons et de la muqueuse qui les
tapisse nous prouvent, au contraire, que le moyen
le moins chimérique qui puisse être employé pour
modifier le sang et la nutrition générale , c'est
précisément le moyen répudié par M. Roche. Là,

11

en effet, outre l'action locale de la substance médicatrice, son absorption rapide influencera d'une manière bien autrement prompte, certaine, la nutrition générale.

Jean de Vigo faisait des fumigations de cinabre pour traiter les maladies syphilitiques. Vidus Vidius préférait les fumigations mercurielles aux frictions. Ce traitement produisait la salivation au bout de trois heures seulement, salivation qui, d'après toute autre méthode, n'arrive qu'au bout de quelques jours. Ce fait démontre, si elle ne l'était pas déjà, l'absorption rapide de la muqueuse pulmonaire.

Pour admettre l'opinion de M. Roche, il faudrait que la maladie fût assez avancée pour qu'il n'y eût plus aucune chance de succès; mais on sent que, dans ce cas, non-seulement la méthode des vaporisations serait chimérique, mais aussi toutes les autres. Mais M. Roche a émis cette opinion sur les substances mêlées à l'atmosphère, non-seulement par rapport à l'état désespéré de la maladie, mais aussi pour tous les autres. Cette assertion, de la part d'un auteur recommandable, nous a vraiment étonné, parce qu'elle est tout-à-fait opposée à l'expérimentation et aux lois physiologiques les mieux reconnues.

M. Piorry, médecin de l'hôpital de la Pitié, à Paris, emploie, en ce moment, la compression pour s'opposer aux progrès de la phthisie : il en-

toure d'un bandage la poitrine des malades. Nous
sommes enchanté de voir un médecin faire des ten-
tatives, chercher une autre voie pour guérir une affection malheureusement si commune. Néanmoins
nous ne pensons pas que ce moyen doive réussir.
Laënnec nous dit bien, dans son traité de l'aus-
cultation, que les efforts de la nature, pour procurer la guérison de la phthisie, tendent à procurer
le resserrement de la poitrine. Mais évidemment il
s'est trompé. Le rétrécissement de la poitrine est
l'effet de la cicatrisation d'une caverne, et non la
cause de cette cicatrisation. La poitrine se resserre
pour remplir le vide qui s'est formé, de même que
nous en voyons des exemples dans l'atrophie de
l'un des poumons. Le côté correspondant de la
poitrine diminue, parce qu'il s'est formé un vide
à l'intérieur : c'est un effet mécanique de la pres-
sion atmosphérique. Dans une pleurésie, un épanchement quelconque dans la plèvre, la poitrine
nous offre un phénomène inverse, mais qui a lieu
également par l'effet d'une action mécanique : elle
se dilate alors par l'effet de l'accumulation d'un
liquide dans la plèvre. D'ailleurs, pour que la méthode de M. Piorry fût légitime, il faudrait qu'elle
n'empêchât pas l'hématose d'avoir lieu dans quelques vésicules pulmonaires; que la compression des
tubercules sur les ramuscules bronchiques ne dé-
terminât pas le rétrécissement ou l'oblitération de

ces petits tubes , ce qui favorise le séjour des matériaux destinés à l'élimination. Or, ces différents
phénomènes seront précisément le résultat de la
compression pulmonaire. Pour que cette méthode
pût amener quelque résultat heureux, il faudrait
supposer le cas d'une masse tuberculeuse ramollie
et unique dans les poumons. On conçoit, dans ce
cas, que cette action mécanique pût favoriser l'expulsion du pus. Cependant il ne faudrait pas que
cette compression fût assez forte et durât assez pour
empêcher l'absorption ou l'exhalation des matériaux
qui circulent continuellement dans l'organe pulmonaire.

La seule méthode rationnelle qui nous reste pour
traiter la phthisie pulmonaire, c'est donc celle où
nous avons été conduit par l'ensemble de nos recherches. Quand je vois prescrire contre cette maladie des pectoraux de toute sorte dont l'action se
borne, dans la plupart des cas, sur l'estomac et
sur le tube digestif, j'avoue qu'il me paraîtrait tout
aussi rationnel d'administrer par les poumons le
médicament qui devrait débarrasser le tube intestinal des mucosités et des produits divers qui peuvent l'irriter. Cette méthode, tout aussi logique que
celle dirigée sur le tube digestif pour guérir l'organe
pulmonaire, serait probablement accueillie avec le
ridicule qu'elle mériterait jusqu'à un certain point.
Cependant la méthode qu'on dirige contre les ma-

ladies de l'organe pulmonaire est tout aussi dénuée
de fondement, sans que personne le remarque.

Je ne puis m'empêcher de faire une comparaison
qui, malgré son peu d'exactitude, n'en rend pas
moins évidente l'action des milieux sur certains
êtres. On sait que les feuilles sont aux végétaux ce
que les poumons sont aux animaux. C'est, en effet,
par les feuilles, ou par la peau qui les enveloppe,
que certains arbustes ou plantes grasses absorbent
au dehors les matériaux de leur composition. La
plupart même des plantes grasses, qui contiennent
une grande quantité de sucs liquides, vivent dans
des lieux arides, où les racines ne puisent que très-
peu de sucs dans le sol. La famille des crassulacées
nous en donne un exemple. Qui n'a pas vu la différence qui existe entre les feuilles de certains végétaux placés sur les bords de la mer, et ces mêmes
végétaux éloignés de cette atmosphère maritime?
Pour choisir un végétal connu de tout le monde,
qu'on observe l'olivier exposé à une atmosphère
maritime, et ce même arbre vivant loin du rivage,
à l'intérieur des terres : les feuilles du premier sont
plus vertes, plus épaisses ; le végétal lui-même
prend un accroissement beaucoup plus considérable.
Nous pouvons raisonnablement conclure que si un
milieu quelconque peut modifier si heureusement
un végétal, cet être dont la sensibilité est contestée,
et chez qui toutes les fonctions s'accomplissent avec

une grande lenteur, nous pouvons affirmer à plus forte raison qu'un milieu d'une nature appropriée aux poumons de l'homme doit porter une influence beaucoup plus certaine chez une créature qui tient le premier rang parmi les êtres. Les poumons, doués d'une sensibilité, d'une vitalité exquises, subissent, en effet, à chaque instant, le phénomène d'inspiration et d'expiration; et ce phénomène a lieu afin que cet organe puisse emprunter à l'atmosphère ou y rejeter différents matériaux.

Considérez ces tristes arbustes placés sur les bords de nos routes les plus fréquentées, dont les feuilles sont toutes couvertes de la poussière des grands chemins, poussière qui s'agglutine par les différents fluides que sécrètent ces organes parenchymateux : s'il leur arrive tout à coup une pluie d'orage qui les débarrasse de tous ces matériaux qui gênaient leurs fonctions, à voir la verdure qu'ils reprennent tout à coup, on sent qu'une nouvelle vie circule dans toutes leurs parties. Ce phénomène m'a souvent fait penser aux effets qu'une médication analogue pourrait avoir sur les poumons des phthisiques.

Quelles sont les époques de la phthisie qui peuvent offrir de véritables chances de guérison ? Évidemment c'est au début que les espérances seront plus fondées, à l'époque où les poumons peuvent encore exécuter les fonctions qui leur ont été dé-

volues. Le traitement sera donc d'autant moins efficace qu'on se rapprochera du terme plus avancé
de la maladie. Nous partageons entièrement l'opinion que nous avons entendu émettre à un savant
anatomiste. M. Dubrueil ne pense pas que la phthisie
pulmonaire soit curable, ou puisse être arrêtée dans
sa marche quand le malade est arrivé au dernier
degré, c'est-à-dire à cet état caractérisé par la réunion des symptômes les plus fâcheux. On conçoit,
en effet, qu'il est au-dessus de tout pouvoir humain de guérir un malade chez qui les poumons
sont en partie détruits. Il nous faudrait, pour atteindre ce but, restituer à ces organes les parties
qui leur manquent : or, la médecine ne possède
aucun moyen pour créer des organes ou des parties
d'organes. Tout l'art du praticien devra donc consister à empêcher le malade d'arriver à cet état,
à le guérir enfin par tous les moyens que la médecine lui a confiés.

J'ai fait de nombreux essais avant de trouver un
appareil convenable pour réduire en vapeurs l'eau
et la substance médicatrice. Comme il arrive dans
la plupart des recherches, après les essais les plus
compliqués, j'ai trouvé tout préparé l'appareil que
je cherchais. Je me sers tout simplement d'une
cornue en verre faite exprès, et d'une lampe à
alcool pour réduire l'eau en vapeurs. Ce moyen,
par des raisons nombreuses qui ont résulté de mes

divers essais, me paraît de beaucoup préférable à tout autre. Le malade doit respirer la vapeur qui se dégage tantôt dans son appartement, tantôt au moyen d'appareils en étoffe façonnés exprès. Les substances que j'emploie habituellement sont en bien petit nombre. Celle qui me paraît préférable à toutes, c'est l'*ulva lactuca*, plante membraneuse de la famille des algues, qui vit sous la mer, attachée à des rochers. Mais, me demandera-t-on, par quel moyen êtes-vous arrivé à la découverte de cette plante ? Très-certainement je ne me suis point adressé à l'alchimie ou à quelque Pythonisse, pour aller chercher le rameau d'or au fond des mers. Mes moyens sont la patience, des recherches, l'expérience, l'analyse. Je ne pense pourtant pas, pour cela, qu'on ne puisse pas trouver mieux ; j'espère, au contraire, qu'elle pourra être remplacée par quelque autre plante d'une efficacité de beaucoup supérieure. Du reste, j'emploie aussi quelques plantes émollientes connues, une faible quantité de bourgeons de sapin du nord. Mais si quelques substances légèrement aromatiques doivent être employées, il faut surveiller l'action qu'elles peuvent avoir, et surtout ne pas s'adresser à ces baumes qui contiennent une huile empyreumatique dont l'action sur les bronches pourrait être trop vive.

Du reste, il me faudrait maintenant entrer dans

une foule de détails pratiques qui se rapportent aux modifications innombrables que peut offrir la phthisie, selon qu'on l'examine dans sa cause, son état, l'âge, le sexe, les professions ou le tempérament de l'individu. Tous ces détails minutieux et importants, qui doivent diriger dans le traitement de cette maladie, ne peuvent être indiqués avec toute la précision qu'ils réclament que dans un écrit spécial.

Avant de terminer tout ce que j'ai à dire sur la phthisie, je dois appeler l'attention sur un fait qu'il était facile de prévoir : c'est qu'on ne doit pas employer notre méthode thérapeutique dans la phthisie ou toute autre maladie des poumons qui serait symptomatique d'une maladie du cœur. On comprend aisément que notre méthode ayant pour but de faciliter la respiration et l'hématose qui en est la conséquence, ce but, auquel on tendrait, dans ce cas, amènerait un effet tout opposé à celui qu'on doit chercher dans une maladie du cœur.

Je résume dans les propositions suivantes les conséquences qui nous ont été fournies par nos recherches sur la phthisie.

Tous nos organes sont mis à l'abri de l'action immédiate des choses extérieures par le système cutano-muqueux qui se continue partout sans aucune interruption.

Les diverses parties du système cutano-muqueux

12

peuvent, dans certaines circonstances, se suppléer l'une l'autre.

Il existe en nous un mouvement continuel de composition et de décomposition ; une action quelconque qui modifie ou interrompt l'un de ces deux phénomènes devient la cause de maladies innombrables.

L'action d'un agent extérieur sur un point du système cutano-muqueux, peut occasionner la phthisie ou diverses autres maladies.

L'air est un aliment, nous dit Hippocrate : l'expérimentation nous démontre que la muqueuse pulmonaire absorbe une quantité de cet aliment en poids plus grande que la quantité d'aliments qu'absorbe la muqueuse digestive.

Le poids des matériaux qui sont mis en contact avec la muqueuse pulmonaire équivaut à peu près à huit ou dix fois celui des substances qui sont soumises à l'action de la muqueuse du tube digestif, dans l'espace d'un jour.

Le traitement contre la phthisie sera d'autant plus certain, qu'on sera appelé à une époque où on n'aura à combattre que des prédispositions organiques, soit innées, soit acquises.

Examiner, dans la phthisie, la nature, la proportion des divers matériaux qui sont puisés ou rejetés au dehors, afin d'établir, entre ces divers matériaux, les proportions qui existent dans l'état de santé.

Mettre en contact avec la peau ou la muqueuse du tube digestif, des substances oxigénées, parce que les poumons malades ne peuvent plus absorber l'oxigène en quantité suffisante aux besoins de l'organisme.

Faire respirer au malade des vapeurs émollientes ou légèrement aromatiques, selon la cause et selon l'état de l'affection.

Mettre le phthisique dans des conditions d'atmosphère et de température qui ne varient pas.

Être patients : c'est avec beaucoup de temps que cette maladie se développe ; c'est avec beaucoup de temps qu'on peut la guérir.

Si mon travail paraît très-incomplet, il ne faut pas l'attribuer uniquement au nombre de faits que j'ai interprétés et à l'étendue de mes recherches ; c'est que ma raison a été servie par des moyens qui n'étaient pas en rapport avec le désir que j'avais d'atteindre mon but. Cependant il ne sera peut-être pas tout-à-fait sans résultat ; car c'est quelque chose, selon moi, que d'avoir trouvé une voie thérapeutique qui paraît bonne. C'est quelque chose aussi que d'avoir la conscience qu'on a marché vers la vérité, après avoir indiqué le chemin qu'il faut suivre pour y arriver.

FIN.

TABLE DES MATIÈRES.

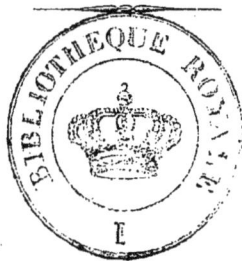

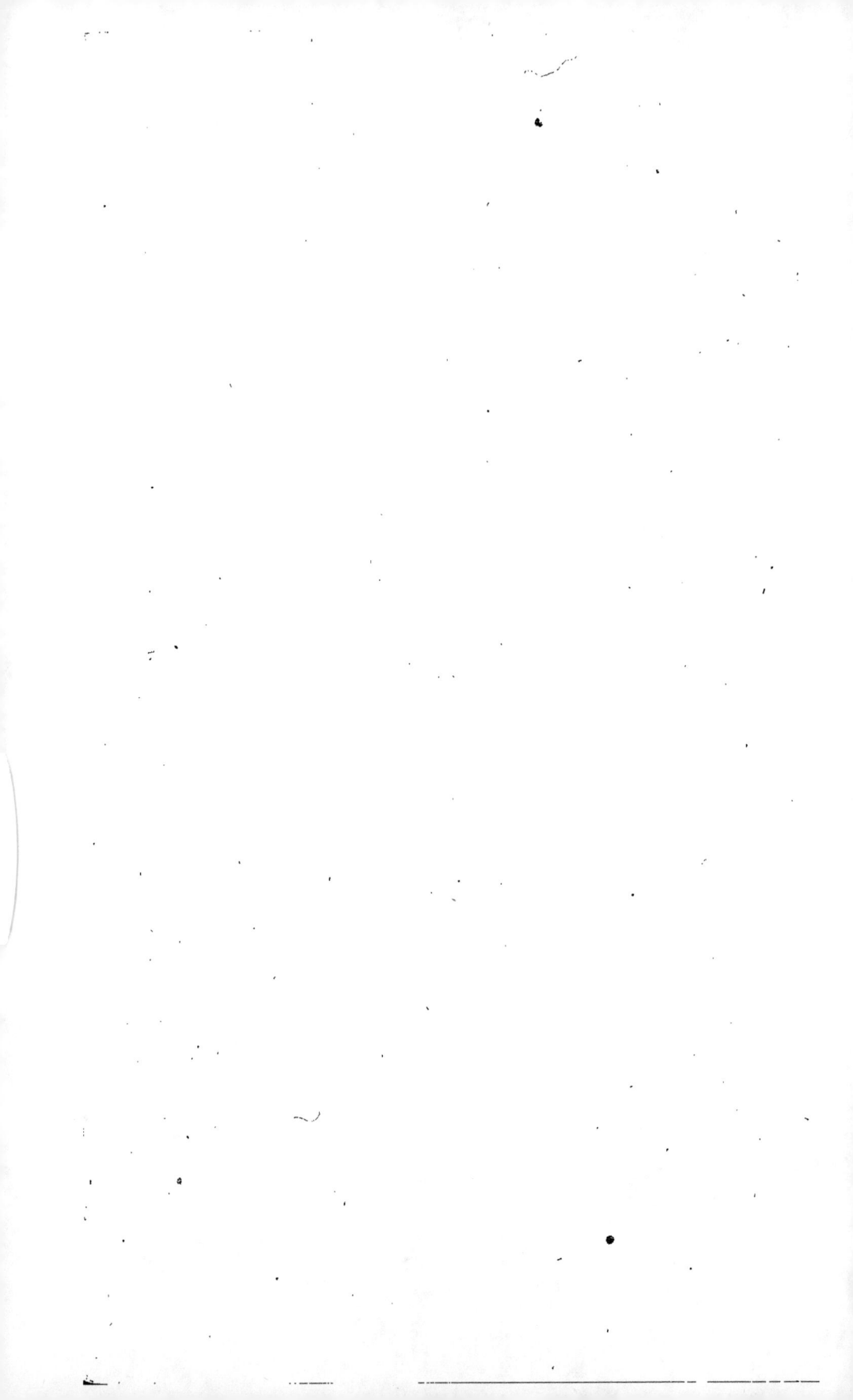

w.ingramcontent.com/pod-product-compliance
\tning Source LLC
nbersburg PA
W050115210326
9CB00015BA/3968